Make-Up Therapy
화장 테라피

시세이도 뷰티솔루션개발센터 편
김주덕 · 임효정 공역

光文閣

화장 테라피의 6가지 현장

1 우울 증상이 있는 분에 대한 접근법

(총 6회 : 3개월)

❶ 고민 해소를 위한 메이크업 제안(50분)

2주 후

❷ 기호와 취향에 따른 메이크업 제안 및 실습(50분)

2주 후

❸ 취향을 반영한 메이크업 제안 및 실습(50분)

2주 후

❹ 메이크업 테크닉 수준에 맞춘 실습(50분)

2주 후

❺ 어울리는 메이크업 변형 제안 및 실습(50분)

2주 후

❻ 다시 고민 해소를 위한 메이크업 제안 및 실습(50분)

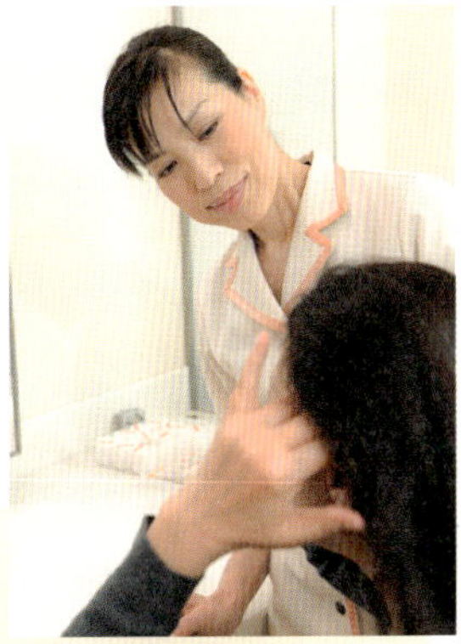

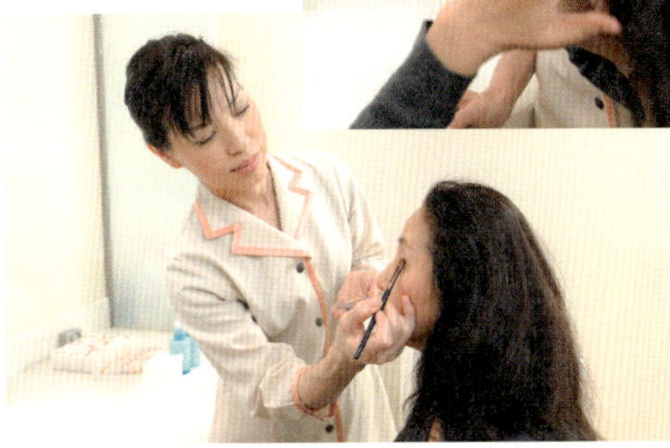

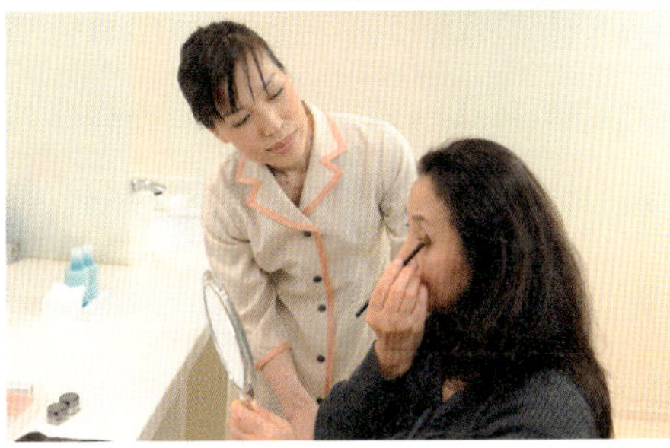

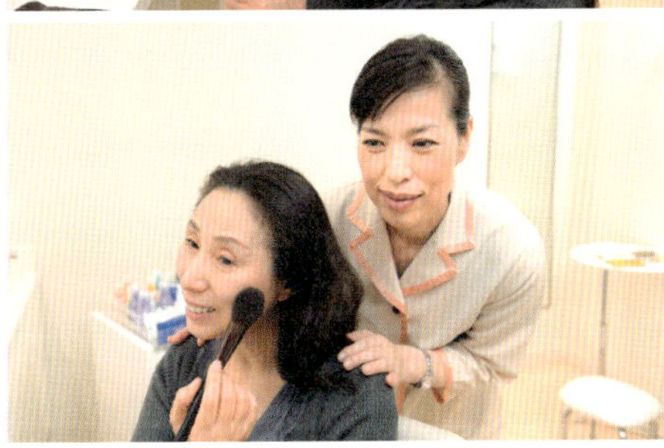

* 사진은 이미지

2 노인성 치매 환자에 대한 접근법

1 대합실로 안내

2 거울 앞에 착석

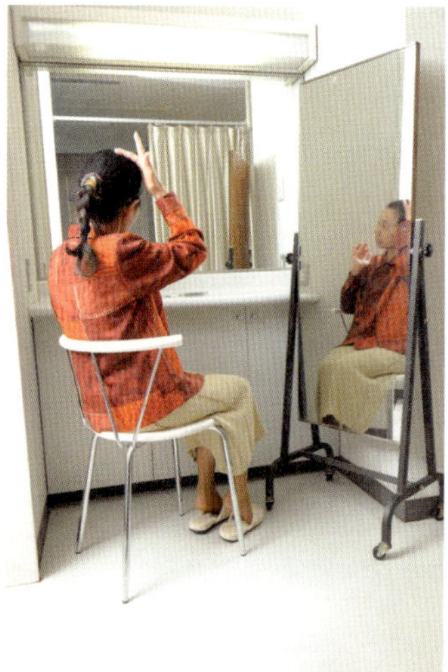

3 스팀 타월로 얼굴을 닦는다(3분)

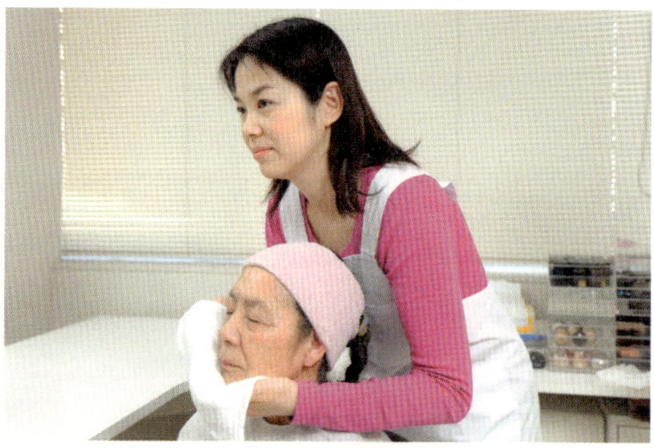

4 얼굴 마사지(10분)

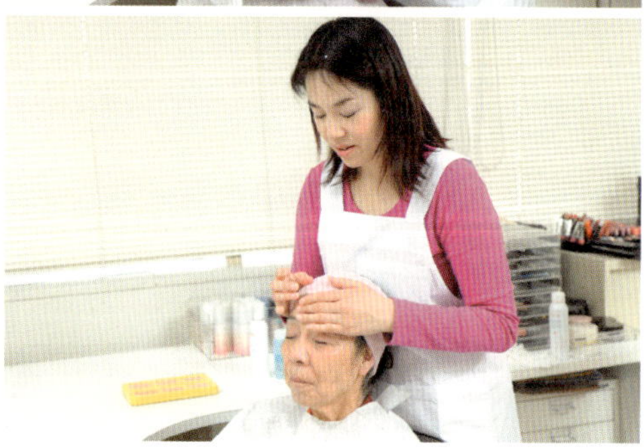

❺ 화장

1. 기초 화장
→ 스킨
→ 로션
→ 메이크업 베이스

2. 피부 화장
→ 파운데이션
→ 가루분
→ 눈썹

3. 입술 화장
→ 색을 선택
→ 도포

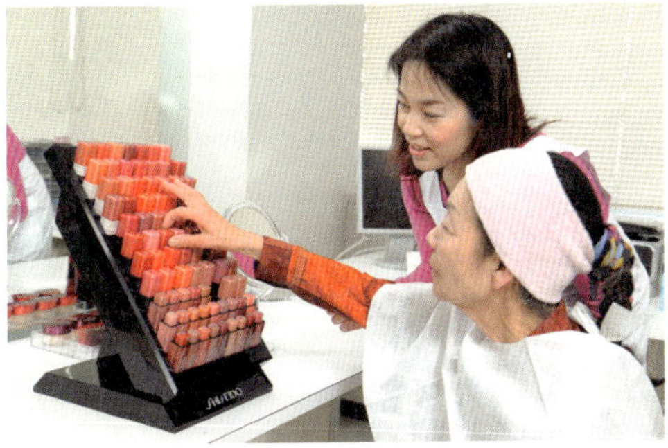

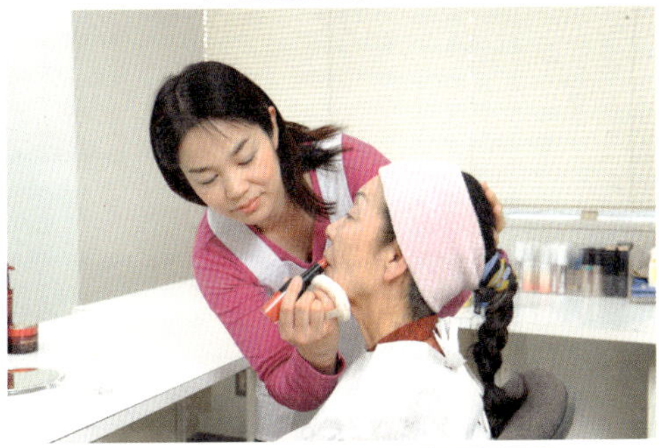

❻ 손거울을 건네고 칭찬한다(5분)

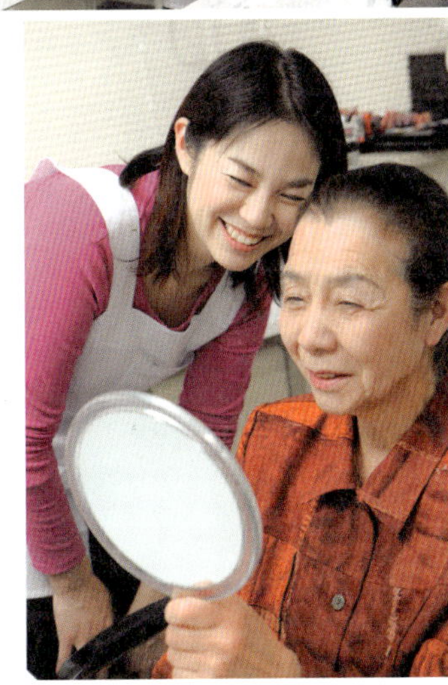

❼ 퇴실을 돕는다

* 사진은 이미지

3 갱년기 증상이 있는 분에 대한 접근법

【 에스테틱 코스 】
캄 베일 케어

❶ 카운셀링
심신미(心身美) 펜터차트
【 문진표 】(10분)

❷ 족욕
→ 허벌 풋 바스
→ 허브 고마지

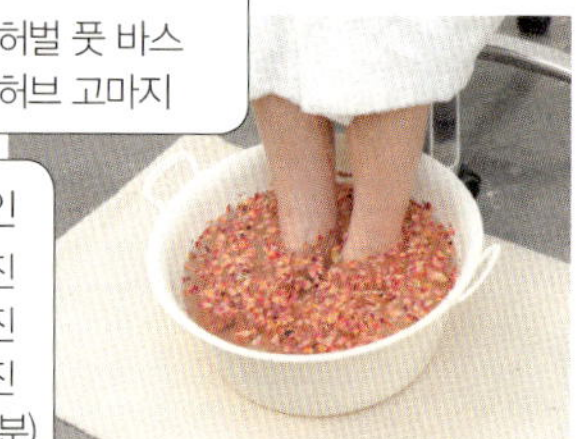

❸ 확인
→ 시진
→ 촉진
→ 문진
(10분)

❹ 토털 마사지
→ 전신 마사지
→ 반사요법

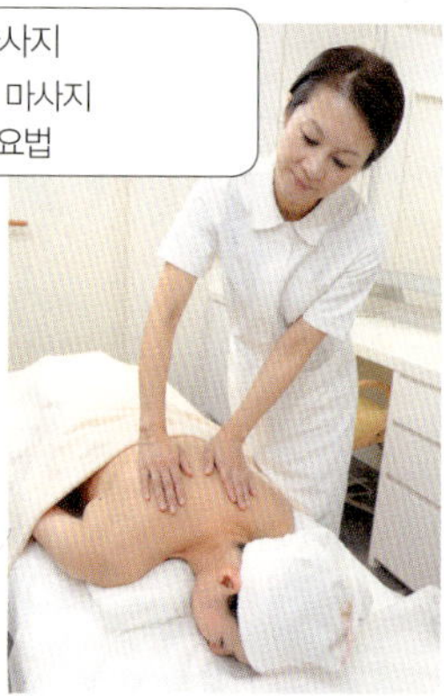

❺ 애프터 카운셀링
→ 생활 어드바이스
→ 허브티(10분)

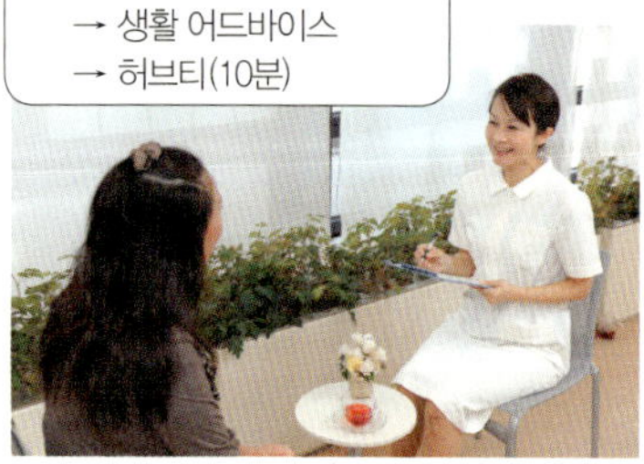

【 에스테틱 코스 】
웰링박스

❶ 카운셀링
심신미(心身美) 펜터차트
【 문진표 】(10분)

❷ 몸 상태 확인(5분)

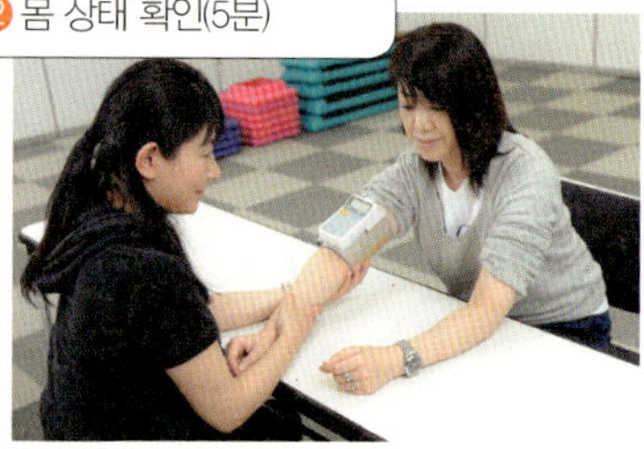

❸ 트레이닝
→ 워밍업(15분)
→ 에어로빅(30분)
→ 레지스턴스(15분)

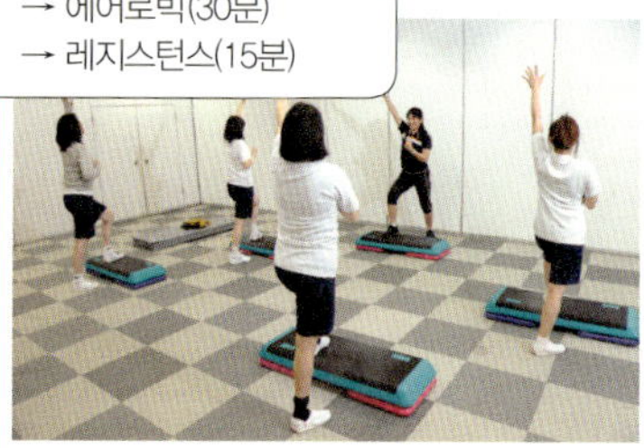

❹ 컨디셔닝
→ 스트레칭(10분)
→ 쿨다운(10분)
→ 셀프 마사지(15분)

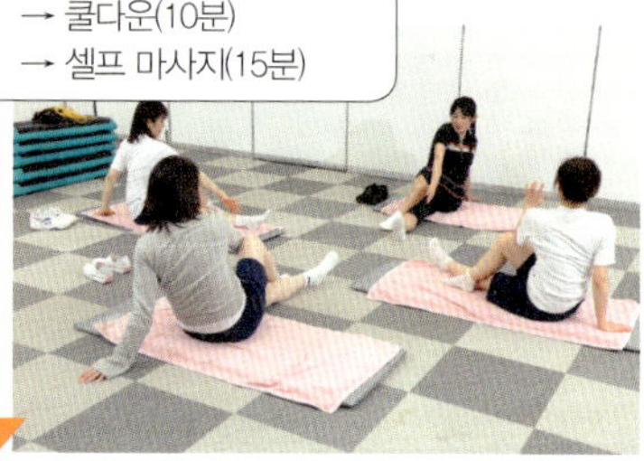

❺ 몸 상태 확인(5분)

* 사진은 이미지

4 임신 전후인 분에 대한 접근법

· 4.1 병원에서의 접근법

❶ 컨설테이션(10분)

❷【 페이셜 】
→ 클렌징
→ 스킨
→ 미백 스킨
→ 마사지
→ 크림 마스크
→ 로션
→ 아스트린젠트

❷【 풋 】
→ 발바닥 살균
→ 족욕
→ 스킨
→ 마사지
→ 스트레칭
(45분)

❸ 애프터 컨설테이션(10분)

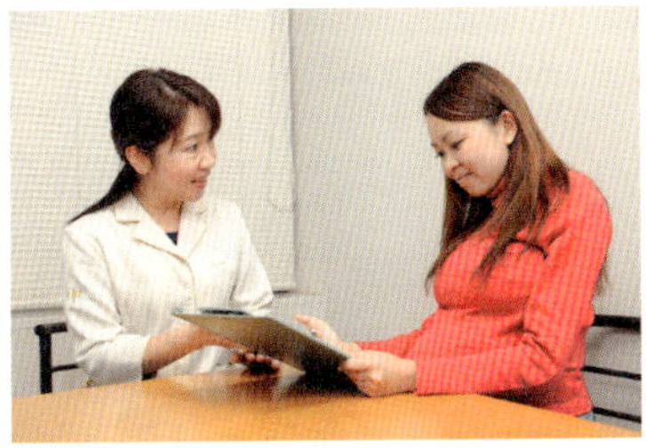

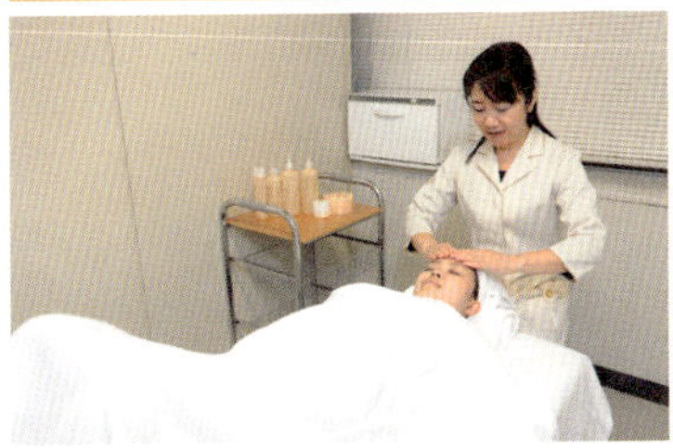

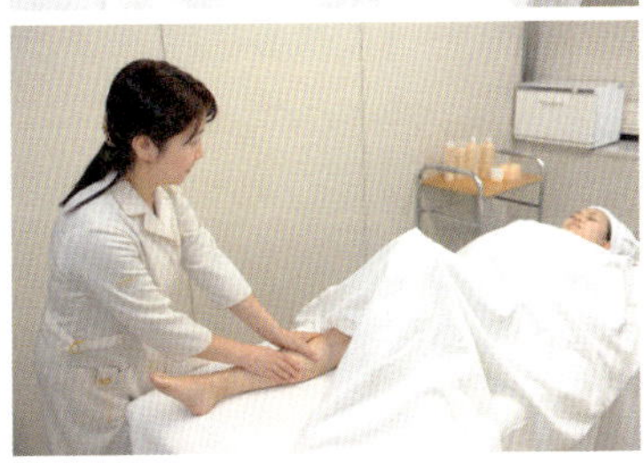

* 사진은 이미지

· 4.2 가정에서의 접근법

'남편과 함께 하는 출산 준비반' 에서의 레슨

예비 아빠가 예비 엄마에게 해주는 발 마사지 강습(10분)

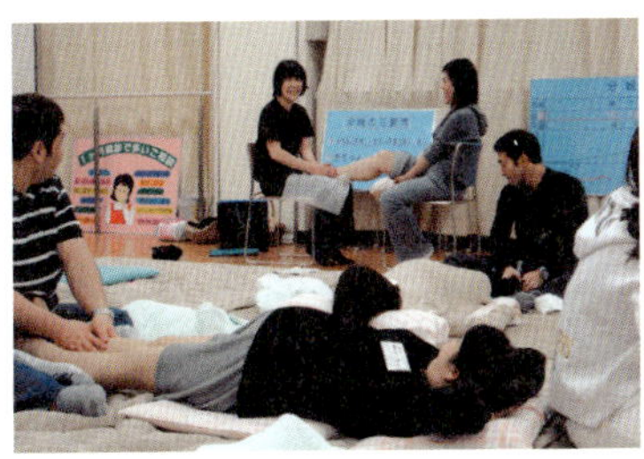

* 아이이쿠병원(동경 아자부)

5 중 · 고령층 여성에게 활력을 주는 접근법

(총 6회 : 3개월)

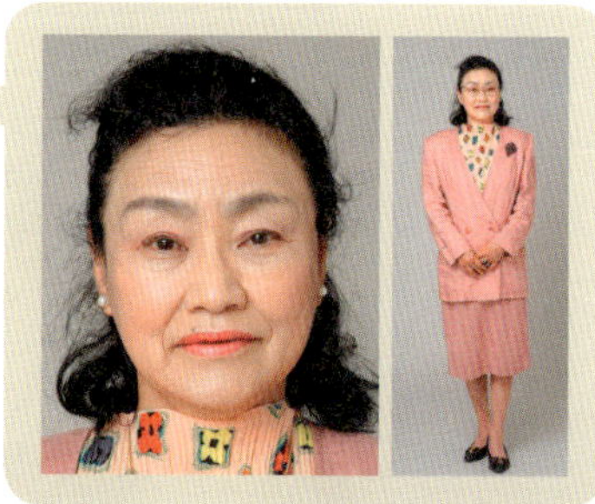

❶ 카운셀링
→ 현재 상태 파악
→ 소망을 확인
(10분)

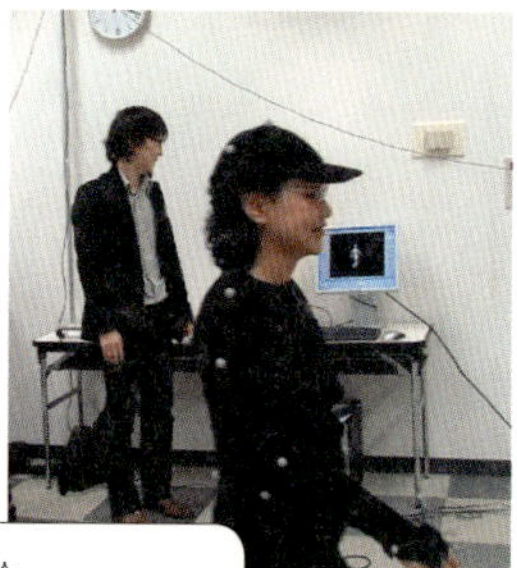

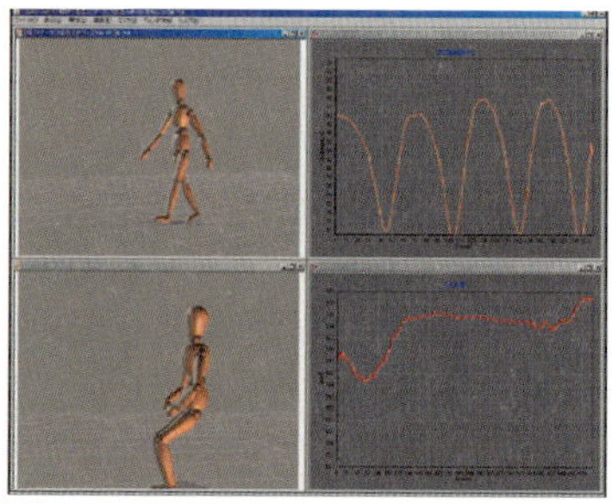

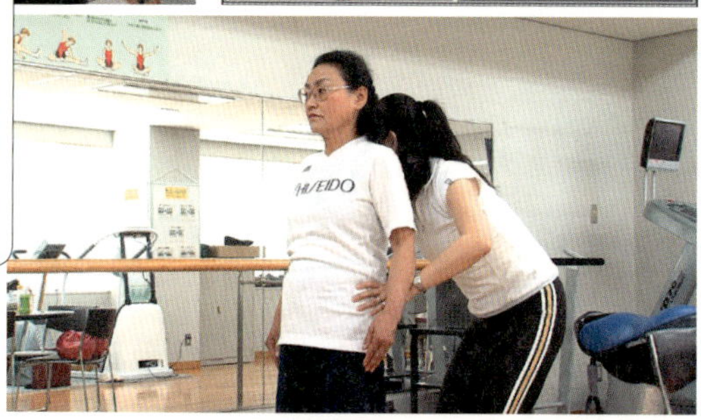

❷ 측정과 실습
→ 보디 측정
(각 사이즈, 균형)
→ 동작 분석
→ 자세 조정
→ 운동법
(60분)

2주 후

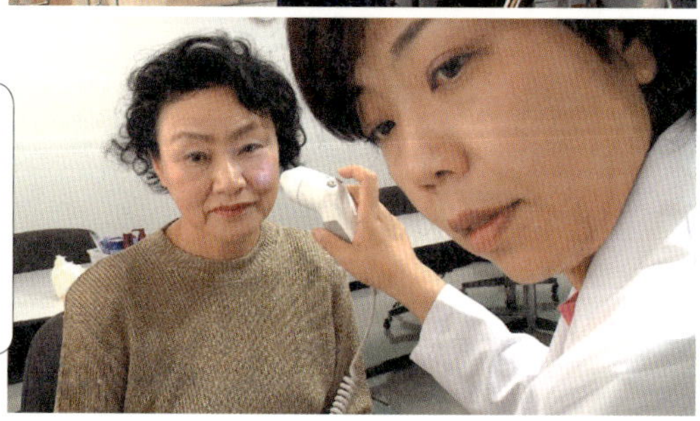

❸ 측정과 실습
→ 피부 측정
(스킨케어 레슨) (60분)
→ 모발과 두피 진단
→ 모발케어 레슨
(60분)

2주 후

❹ 측정과 실습
→ 보디 측정
(자세 재조정)
→ 메이크업 레슨
→ 패션 레슨

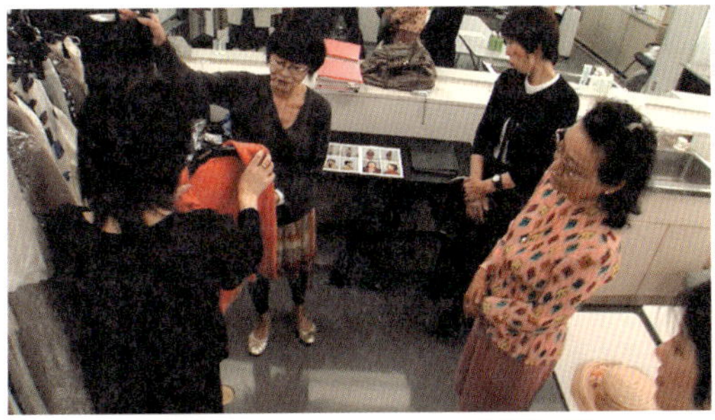

2주 후

❺ 실습
→ 메이크업 레슨
→ 헤어 스타일링 레슨
(60분)

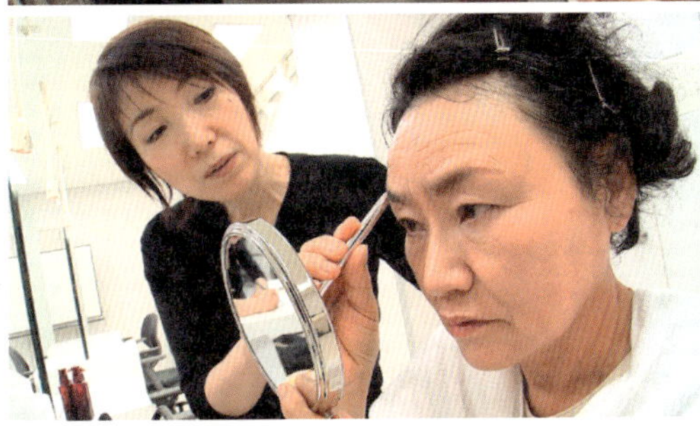

2주 후

❻ 실습
→ 메이크업 레슨
→ 헤어 스타일링 레슨
(60분)

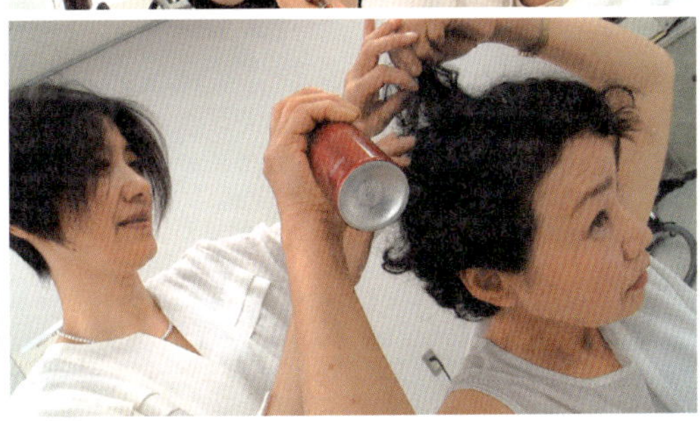

2주 후

❼ 애프터 카운셀링
→ 보디 측정
→ 메이크업 및 헤어 확인

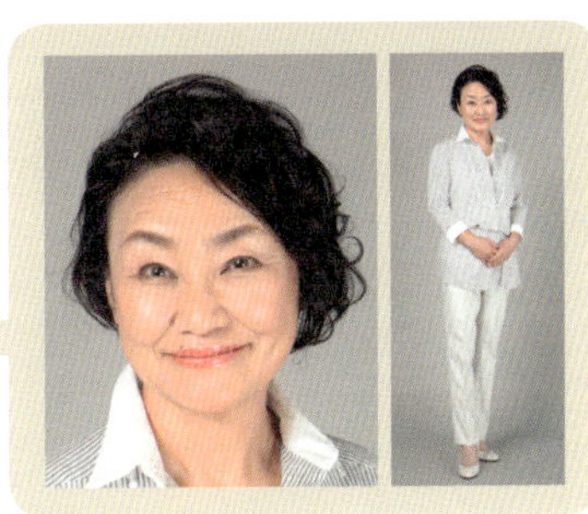

6 백반증 · 반점이 있는 분에 대한 접근법

❶ 카운셀링
- → 카운셀링 룸으로 안내
- → 지금까지의 커버 방법 등에 대한 상황

(5분)

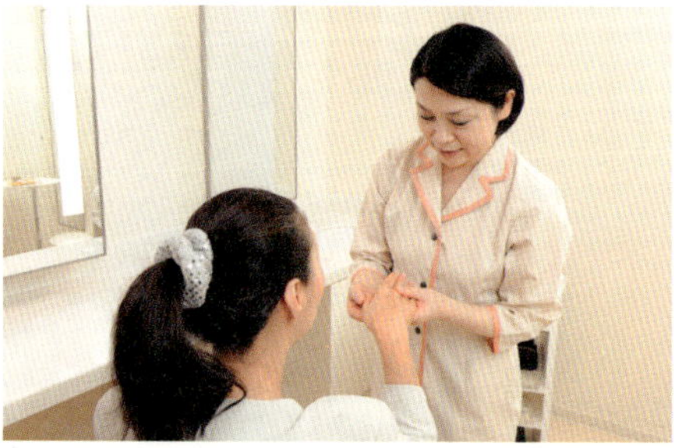

❷ 준비
- → 클렌징
- → 스킨케어
- → 고민의 상태를 확인

(5분)

❸ 사용법의 어드바이스
- → 브러시에 충분히 묻힌다.
- → 피부에서 직접 진하기 · 색 조정)
- → 범위와 경계에 따른 도포 방법

(5분)

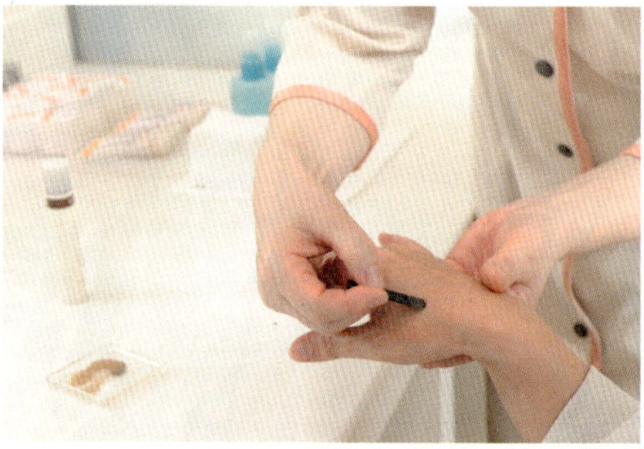

❹ 실습
- → 화장품을 브러시에 묻히는 방법
- → 진하기 조절 방법
- → 피부에 바르는 방법 (스스로 바를 수 없는 부위는 제삼자가 한다)

(30분)

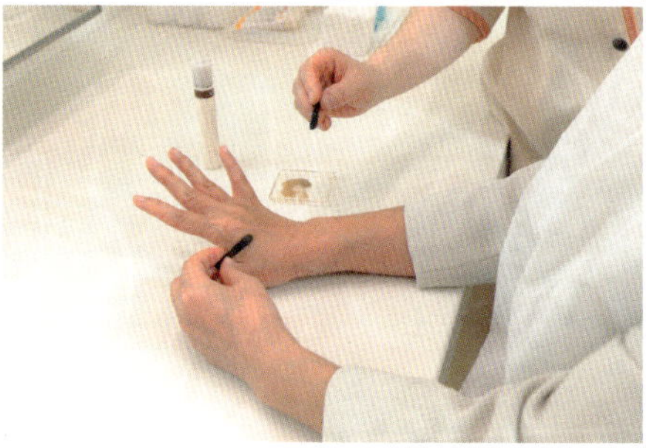

❺ 릴랙스 룸으로 안내

❻ 애프터 카운셀링
- → 설문조사
- → 사용 화장품 확인

(10분)

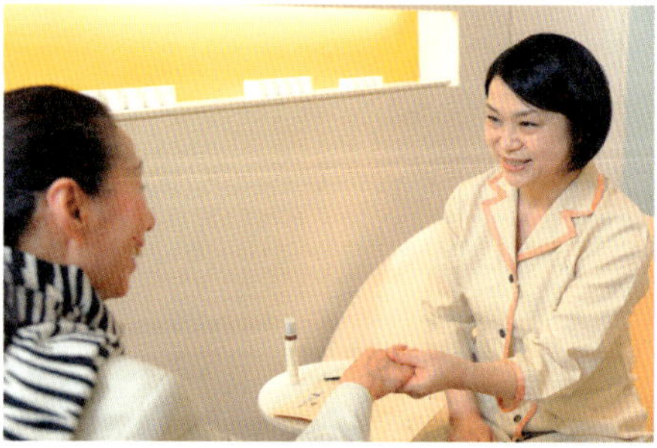

* 사진은 이미지

들어가며

우리들은 수십 년 전부터 반점 · 백반증 · 화상이나 상처 · 암 치료 탓에 거무스름해진 피부로 고민하는 분들을 위하여 특별히 개발한 파운데이션을 사용하는 메이크업 어드바이스 활동 및 노인 시설이나 장애인 시설 등에서 화장으로 활기를 되찾게 하는 활동을 계속하여 왔습니다. 저 역시 한 사람의 자원봉사자로서 이러한 활동에 참가하는데 그때마다 화장의 힘이 얼마나 대단한지 실감하게 됩니다.

무표정하던 고령자가 화장을 한 후에 생기 넘치는 얼굴로 바뀌고, 고령자들끼리 "예뻐지셨네요!"라는 말을 건네며 함께 미소를 짓습니다. 무관심한 것처럼 보였던 장애인이 화장 후에는 웃는 얼굴로 "또 오세요."라고 말하며 배웅해주기도 합니다. 화장의 효과는 매우 대단합니다. 화장은 본인은 물론, 주변 사람들의 표정도 변화시킴으로써 그곳의 분위기까지도 밝게 만듭니다.

이처럼 화장은 겉모습을 아름답게 하는 효과뿐 아니라, 피부 문제로 고민하는 분들과 고령자, 장애인들의 마음까지도 건강하게 하는 테라피로서의 새로운 힘도 품고 있습니다. 그리고 위와 같은 분들뿐 아니라 다양한 고민이나 증상을 안고 있는 분들에게도 화장이 굉장한 효과를 발휘한다는 것이 최근의 연구를 통하여 증명되고 있습니다. 이 책에서는 그 사례 및 과학적인 근거를 구체적으로 소개할 것입니다.

우리들은 이와 같은 화장의 새로운 힘으로 전 세계 모든 사람이 평생 건강하고 풍요로운 생활을 영위할 수 있다고 생각합니다. "한순간도,

한평생도 아름답게.” 이것은 시세이도의 슬로건입니다. 우리들의 사명은 전 세계인이 한순간, 그리고 한평생 아름다울 수 있도록 돕는 것입니다.

우리들은 많은 분들의 협력을 얻어 오랫동안 활동을 이어왔습니다. 이 책은 1993년에 간행된 《화장심리학 · 화장과 마음의 과학(化粧心理学 · 化粧と心のサイエンス)》(시세이도 뷰티사이언스 연구소 편찬)의 속편이라고도 할 수 있습니다. 그리고 15년이 넘는 시간 동안 화장심리학은 임상 분야를 중심으로 발전하여 왔고, 응용심리학의 한 영역을 형성하기에 이르렀습니다. 그래서 화장심리학의 학문적인 발전, 의료 및 개호 현장에서 이루어지는 화장 테라피, 시세이도의 기초 연구 및 사회공헌 활동 실적을 토대로 사외 전문가의 협력을 얻었고 시세이도 사원도 집필에 참가하였습니다. 현재 상황과 문제점, 향후 가능성에 대하여 정리함으로써 앞으로 화장심리학이 더욱 발전할 수 있기를 빕니다.

피부와 마음, 신체에 대한 고민을 품고 계신 분들과 그 가족분들, 의료 및 개호 관계자 여러분, 화장에 관련된 일에 종사하고 계시는 분들, 나아가 화장에 관심을 갖고 계신 모든 분이 이 책을 읽고 화장의 힘을 활용하여 주시기를 바라는 바입니다.

시세이도 대표이사 부사장 이와타 기미에

목 차

제1부

화장 테라피란

우리들은 매일 세안을 하고, 피부와 머리카락을 정돈하고, 메이크업을 합니다. 이러한 화장 행위는 피부를 청결하고 아름답게 유지하는 등 표면적으로 드러나는 작용만 하는 것이 아니라, 우리들의 마음에도 다양한 영향을 미칩니다. 예컨대 피부를 문지르거나 향기를 맡으면 몸과 마음의 긴장이 풀리고 편안해집니다. 또한, 메이크업으로 아름답게 꾸미면 만족감과 자신감을 얻을 수 있으며, 다른 사람에게 좋은 인상을 줄 수 있겠다는 기대감에 마음도 들뜨게 됩니다.

이 책에서는 화장이 몸과 마음에 미치는 효과를 '화장의 새로운 힘'으로 바라보고, '화장 테라피'라는 주제로 정리하였습니다.

화장이 치유에 도움이 된다는 점에 주목하여 최초로 임상 현장에 도입한 것은 1950년대에 시작된 영국 적십자 병원의 간호사들에 의한 활동이었습니다. '건강한 사람도 화장을 함으로써 마음의 안정을 얻고 자신감을 회복하듯이, 아픈 사람에게도 효과가 있지 않을까?'라고 하는 생각에서 비롯된 것입니다. 일본에서도 화장심리학 분야에서 화장 테라피를 다루어왔습니다. 화장 행위가 사람의 감정과 정동(情動)을 활성화한다고 보고 우울증과 같은 정신질환이나 고령자 등을 대상으로 수많은 연구를 진행하였습니다. 일례로 1994년 도쿠시마 현의 나루토야마카미병원에서는 개호가 필요한 고령의 치매 환자들에게 메이크업을 한 결과, '화장을 하고 나니 기저귀를 하지 않았다. 얼굴이 밝아지고 의사소통이 가능하게 되었다.' 등의 효과를 보고한 바 있습니다. 고령자에게 화장을 해주는 모습이 TV를 통해 방송되면서 큰 반향을 불러일으키면서 전국적으로 화장의 효과가 인식되기에 이르렀습니다.

이러한 시도는 실제로 메이크업이나 에스테틱 마사지와 같은 미용 현장에서도 널리 이루어지고 있습니다.

1부에서는 3개의 장을 통하여 화장 테라피의 문을 열 것입니다.

1장에서는 우선 지금까지 화장의 심리적인 효과를 연구한 내용을 간략히 살펴보고, 현재 화장이 사람들의 의식 속에 어떤 모습으로 자리잡고 있는지에 대하여 이야기하였습니다. 화장이 사회 속에서 어떻게 취급됐는지, 그리고 현대인이 생활 속에서 어떤 역할이 부여되었는지를 설명하였습니다.

그리고 2장과 3장에서는 '화장 치료란 무엇인가?', '어떻게 하여 몸과 마음에 영향을 미치는가?'라고 하는 문제의식에 기초하여 과학적인 관점과 철학적인 관점에 비추어 각각 정리하였습니다.

2장에서는 화장이 피부를 통해 몸과 마음에 미치는 생리 · 심리학적 영향에 대한 최신 정보를 정리하였습니다. 화장은 시각, 촉각, 후각 등을 자극하며 사람과 화장의 접점은 바로 피부입니다. 또한, 피부는 몸과 마음에 대하여 여러 가지 작용을 한다는 것이 밝혀졌습니다. 그래서 화장이 피부와 몸을 모두 케어한다는 연구 결과를 소개하였습니다. 이러한 내용을 토대로 왜 화장이 피부와 몸과 마음에 대한 효과를 지니는지에 대하여 피부생리학과 생리심리학의 관점에서 화장 테라피를 과학적으로 검증하였습니다.

3장에서는 '사람은 왜 화장을 하는가?'라고 하는 물음에서 출발하여 화장의 보편적인 의미를 철학적인 방법론의 하나인 현상학적 관점으로 해석하였습니다. 이로써 화장의 근본적인 의미를 깊게 고찰하고 화장 테라피의 성립을 증명하였습니다.

Make-Up Therapy

1장

화장의 힘

도호쿠대학교 아베 쓰네유키

우리가 일상적으로 하는 화장은 다양한 심리 작용을 합니다.[1]

예컨대 스킨케어의 꽃이라고도 할 수 있는 에스테틱 마사지 시술을 하면 심장박동이 느려지고 스트레스 호르몬(코르티졸) 농도는 저하되다가 시술이 끝나면 약간 원래대로 돌아갑니다. 이는 시술을 통하여 점점 긴장이 완화되고 시술 후에는 재충전되었다는 것을 의미합니다. 우리가 일상적으로 하고 있는 스킨케어도 아침에는 기운을 북돋아주고 밤에는 안정을 가져오는 힘을 발휘합니다.

또한, 메이크업은 불안을 감소시키고 자신감을 회복시키는 작용을 한다는 것이 확인되었습니다[2]. 이때 메이크업을 직접 하기보다는 프로 메이크업 아티스트에게 메이크업을 받았을 때 더욱 큰 효과를 볼 수 있습니다. 그리고 메이크업을 한 후에 거울을 보고 미소를 짓는 횟수가 증가했다는 결과도 인상적입니다.

〈표 1-1〉에 지금까지의 연구[1], [3], [4]를 통해 밝혀진 스킨케어 및 메이크업의 심리 작용을 정리하였습니다. 요약하자면 스킨케어는 자신을

스스로 '사랑'함으로써 마음의 안테나를 자기 자신에게 돌려 '치유'하고, 메이크업은 스스로 '꾸밈'으로써 마음의 안테나를 사회적으로 바람직한 방향으로 돌려 '격려'하는 행위라고 생각할 수 있습니다.[1]

실제로 여성들이 이와 같은 화장의 심리 효과를 실감하고 있는지 '화장과 태도에 대한 인터넷 조사[*1]'를 통하여 조사한 결과를 다음 페이지의 〈그림 1-1〉에 나타내었습니다. 답변을 주신 분들의 절반 이상이 "스킨케어를 하지 않으면 외출하지 못한다."라고 느낀 적이 있다고 합니다. 메이크업에 대해서는 절반 이상의 여성이 "기분이 침울할 때 기운이 났다.", "중요한 자리에서 자신감이 있게 행동할 수 있다.", "하지

〈표 1-1〉 스킨케어와 메이크업의 심리작용과 특징

	스킨케어	메이크업
자존 감정	자존 감정이 높은 사람이 즐겨 한다.	
자신의 내면에 대한 관심	자신의 내면에 대한 관심이 높은 사람이 즐겨 한다.	
다른 사람의 시선	–	다른 사람의 시선을 신경 쓰는 사람이 즐겨 메이크업을 한다. 사람들을 대하는 자신감으로 이어진다.
심신의 변화	긴장 이완	고양
아침의 심리	앞으로의 활동을 준비하며 기운을 북돋음	화장을 하면서 마음을 다잡음
밤의 심리	여유로움 · 평온함	화장을 지우면서 하루를 마무리
관심의 방향	내부(자신의 내면)를 향한다.	외부(사회)를 향한다.

*1 2009년 3월 말, 시세이도에서 실시한 인터넷 조사(협력 · 필자). 관동지구(동경 · 가나가와 · 사이타마 · 치바)와 킨키지구(오사카 · 교토 · 효고)의 20대에서 60대까지의 여성에 대해 각 연령대별로 104명씩 총 1,040명(104명 x 2지구 x 5년대)의 유효 답변을 얻었다.

않고는 외출하지 못한다."라고 느낀 적이 있다고 대답하였습니다. 이러한 메이크업의 심리적인 영향을 연령별로 자세히 살펴보면 연령이 높을수록 "긴장이 풀리고 마음이 편안해진다.", "하지 않고서는 외출하지 못한다."라는 답변이 증가하였습니다. 스킨케어보다 메이크업이 더 많은 변화를 보이지만, "긴장이 풀리고 마음이 편안해진다."라는 항목만큼은 스킨케어가 더 많았습니다.

화장의 효과는 실로 많은 여성이 실감하고 있는 것 같습니다.

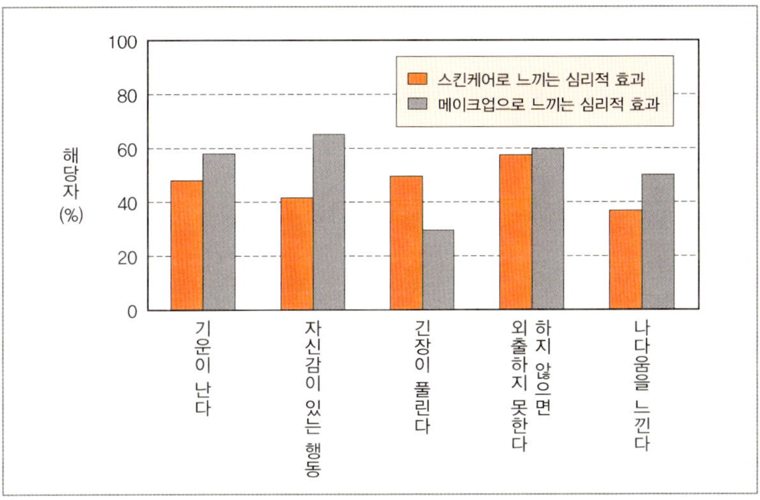

〈그림 1-1〉 화장(스킨케어와 메이크업)을 통한 심리 변화에 대한 자각

화장의 활용

화장이 일상생활 속에서 마음에 영향을 미친다는 것이 알려지면서 임상현장에서도 응용되기 시작하였습니다. 이러한 시도를 '화장요법'[5],

혹은 '테라피 메이크업' 등의 이름으로 부릅니다. 노인성 치매를 앓는 할머니가 메이크업을 한 후 기저귀를 쓰지 않게 되었다.[6], 정신분열증을 앓는 환자분의 증상이 개선되었다.[7], 안면신경마비를 앓는 환자분이 적극적으로 사회생활을 영위하는데 도움이 되었다.[8]라고 하는 연구 결과가 잇따라 보고되었습니다.

이 중 안면신경마비 환자에 대한 연구[8]에 대하여 조금 자세히 소개하겠습니다. 안면신경이 마비되면 표정근이 움직이지 않게 됩니다. 대부분은 좌우 한쪽의 신경만 마비되기 때문에 표정이 좌우 비대칭이 됩니다. 회복하기까지 이 점을 심적 부담으로 느끼는 환자분이 많기에 메이크업으로 도움을 주고자 하는 의료 관계자들로부터 의뢰를 받고 연구를 시작하였습니다. 의사와 메이크업 아티스트, 그리고 필자(심리학자) 등 전혀 다른 영역의 스태프들이 공동으로 연구에 참여하였습니다. 가장 중요한 것은 구체적인 메이크업 테크닉이었습니다. 어디를 어떻게 하여야 좌우의 균형을 되찾을 수 있을지 메이크업 아티스트를 중심으로 서로 의견을 주고받았습니다. 증상이 있는 쪽을 덮고 있던 앞머리를 잘라서 증상이 없는 쪽으로 넘기고, 입술의 모양을 그대로 따라 그리지 않고 좌우 대칭을 이루도록 입술화장을 하고, 주름이 비대칭이라면 주름이 도드라지지 않도록 일부러 대칭의 위치에 주름을 그리는 등의 아이디어를 시험해 보았습니다.

다행스럽게도 우리들의 아이디어는 성공적이어서 환자분들께서는 매우 만족스러워 하셨습니다. 그리고 이런 테크닉을 환자분들이 습득하도록 하였습니다. 그랬더니 외출이 잦아져서 행동반경이 넓어지게 되었습니다. 처음 대면했을 때의 성격검사 결과와 이 메이크업을 배우고 약 1개월 반이 지난 후의 성격검사 결과를 비교한 결과, 성격이 밝아지고, 자신감이 향상되고, 소극적인 성격이 개선되었으며, 대인관계가 좋아지는 등의 변화를 찾아볼 수 있었습니다. 이 결과를 국제학회(1997년 국제안면신경 심포지엄)에서 발표했더니, 발표가 끝나자마자 수많은 연구자에게 둘러싸여 질문 공세를 받았습니다. 나중에 일부러 일본까지 방문해주신 네덜란드 연구자도 있었습니다. 화장의 임상적 효과가 의학계에서도 주목을 받은 것입니다.

화장심리학의 탄생

그러나 화장을 심리학 연구의 대상으로 삼고, 그에 대한 심리학적인 효용을 적극 활용하려는 움직임이 인 것은 아주 최근의 일입니다.[9] 제가 화장에 대한 심리학 연구를 시작한 1980년대의 화장에 대한 사회의 시선은 지금보다 상당히 차가웠던 것 같습니다. 화장은 거짓 꾸밈이다, 겉을 가꾸는 것보다는 내면이 중요하다고 하는 차가운 시선 때문에 화장에 대하여 큰 목소리로 이야기할 수 없었습니다.

화장의 심리학적 연구가 이루어지게 된 계기를 돌아보자면 다음과 같습니다.[9]

1909년(메이지 42년), 서구에서 온 신학문인 심리학을 일반인에게 알리고자 동경제국대학 문과대학 철학과 졸업자 중 뜻있는 사람들이 모여 '심리학통속간담회'를 설립하였습니다. 제1회 정기 강연회에서 이루어진 3개의 강의 중 하나는 스가와라 교조 선생님의 〈기모노의 배색에 대한 이야기〉라는 제목이었습니다.[10] 외경과 장식은 일본의 심리학의 여명기부터 관심의 대상이 되어 온 것으로 알려져 있습니다. 그러나 그 관심은 본격화되지 않아서 외견과 치장, 그리고 화장이 연구 테마의 주인공이 되지 못하였습니다.

그 이유로는 몇 가지를 찾아 볼 수 있을 것입니다. 우선 화장은 매우 복잡한 행위인 까닭에 기초적인 연구의 대상으로 삼기 어렵습니다. 그러나 가장 큰 이유는 화장을 '겉만 화려한' 행위로 간주하고 연구를 피하여 왔기 때문일 것입니다. 비록 심리학을 일반 사람들에게 널리 알리자는 취지의 '심리학통속간담회'에서 기모노의 배색을 화제로 삼기는 하였으나, 현존하는 동경제국대학 졸업논문 중 당시 메이지 시대에서는 그와 비슷한 연구를 찾을 수 없습니다.[11]

해외에서도 사정은 마찬가지여서 입술연지가 첫인상에 미치는 효과에 대한 연구(1952년)[12], 화염상 모반에 대한 메이크업 응용 연구(1970년)[13] 등을 드물게 찾을 수 있을 뿐입니다.

이와 같은 상황이 계속되는 속에서 일본의 화장품 제조사는 1970년대부터 화장을 통한 사회 공헌을 시작하였습니다. 1970년부터 피부이식 수술 후 경과를 에스테틱 마사지나 메이크업으로 보완하는 임상적 응용이 시도되었습니다.[14] 그리고 1975년부터는 양로원에서 메이크업 봉사활동이 개시되었습니다.[15] 이러한 시도는 화장품 제조사가 스스로 화장의 힘을 자각하고 적극적으로 실시하였다기보다는 사회의 요구에 따른 것으로서 마치 음덕을 쌓듯 몰래 이루어졌던 것 같습니다.

이처럼 조용히 움직이던 화장품 제조사에 강한 충격을 안겨준 것은 그레이엄과 클리그만이 1985년에 발행한 《The Psychology of Cosmetic Treatments》[16] (한국어 번역서 《화장치료심리학》)이라고 하는 서적이었습니다. 이 서적에 메이크업으로 용모를 좋게 바꾸면 심리적으로 바람직한 작용을 한다고 하는 획기적인 데이터가 명시된 것입니다. 이것이 일본의 화장품 제조사에 자극이 됨으로써 화장을 심리학적 연구 대상으로 다루는 움직임이 일게 되었습니다.

그 최초의 성과가 1993년에 발행된《화장심리학》[17]이라고 하는 서적입니다. 이 서적은 뷰티사이언스연구소라고 하는 시세이도의 한 조직에서 편찬하였습니다. 여기에는 시세이도의 연구원 외에도 대학의 연구자도 다수 집필에 참가하였을 뿐 아니라 톱모델과 현직 의사, 향도 (역 : 향기가 나는 나무를 피워 향을 감정하거나 구분하는 기예)의 종가 등 다양한 영역의 분들이 화장과 마음의 관계를 논하였습니다. 이 서적이 출판된 이후 심리학 학회에서는 화장을 테마로 하는 연구가 더는 드물지 않게 되었습니다. 화장을 논한 심리학 서적도 1996년[18], 2001년[19], 2002년[1] 등으로 연속하여 간행되었습니다. 현재 제가 소속되어 있는 대학의 심리학 강좌에서는 화장을 테마로 한 졸업논문이 단골로 등장할 정도입니다.

이와 같이 화장에 대한 시선이 크게 변화하면서 그 심리학적 효용과 화장요법 도입 등이 많은 분들에게 알려지게 되었습니다. 앞서 이야기한 '화장과 행동에 대한 인터넷 조사'에 따르면 "화장은 정신질환에 효과가 있다.", "화장은 노인성 치매에 효과가 있다."라는 말을 "들어본 적이 있다.", "잘 알고 있다."라고 답한 분이 정신질환에서는 60%, 노인성 치매에서는 63%였습니다. ("모르겠다.", "들어본 적이 있다.", "잘 알고 있다." 중 택일). 더 자세히 조사하기 위하여 "잘 알고 있다."라고 답한 답변자 수를 "모르겠다."라고 답한 답변자 수로 나누어 그 비율을 연령별로 비교하여 보았습니다〈그림 1-2〉. 흥미롭게도 연령에 따라 그 비율이 높아지는 것이었습니다. 나이를 먹을수록 화장의 효과를 더 가깝게 느끼는 것 같습니다. 2009년 현재의 화장에 대한 시선은 1980년대의 시선과는 다른 것이 확실합니다.

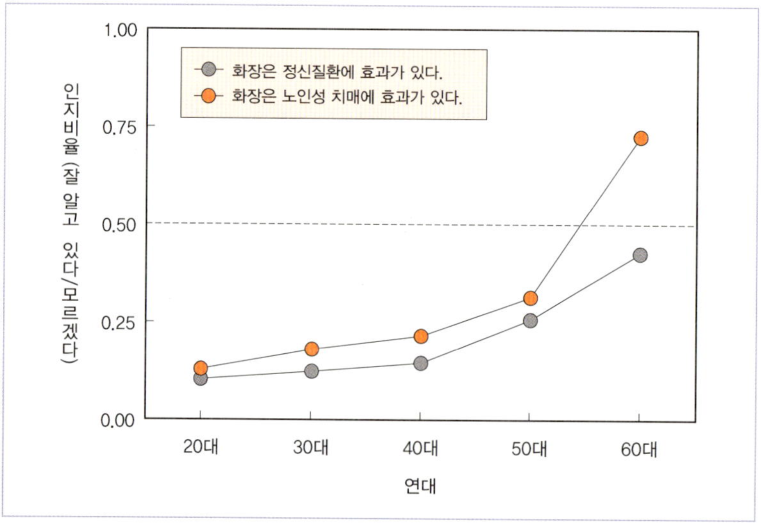

〈그림 1-2〉 화장(스킨케어와 메이크업)을 통한 심리 변화에 대한 자각

오늘날의 외모지상주의

이러한 시선의 변화는 외모에 대한 커다란 의식의 변화와 함께 태어났습니다.

2006년 봄, NHK[*2]에서는 다음과 같은 내용의 텔레비전 프로그램을 방송하였습니다. "성공을 위하여 외모를 가꾸는 것은 미국 비즈니스

*2 '가격의 수수께끼 – 남자가 미용에 돈을 쓰는 이유' 2006년 4월 11일 오후 10시 30분 방송

맨에게는 상식"이며, "1997년의 금융위기를 겪고 혹독한 경쟁사회로 접어든 한국에서는 요즈음 취업을 준비하는 학생 등 남성 6명 중 한 명이 미용성형을 한다."라고 하는 해설이 흘러나왔습니다. 그리고 미용성형으로 주름을 펴고 쌍꺼풀을 만든 한국 대통령의 얼굴이 커다랗게 비춰졌습니다. 일본도 예외는 아닙니다. 대기업에서 근무하는 한 남성 회사원이 2년 동안 미용과 패션에 얼마만큼의 돈을 쓰는지 퀴즈로 나왔는데, 답은 1,090만 엔이었습니다.

현대는 외모지상주의 사회, 아니 과도한 외모지상주의 사회라고 할 수 있을 정도로 흔들리고 있습니다.

《화장품의 시대》[20]라고 하는 서적에서는 1980년대의 디자이너 캐릭터 브랜드의 시대에서부터 2000년대까지 일본 여성상의 변화를 상세히 분석하여 사실적으로 묘사하였습니다. 이 책에 따르면 1980년대는 입고 신는 패션을 통하여 다른 사람과의 차별화를 꾀하는 시대였습니다. 그리고 1990년대 전반에 들어서면서 패션을 보여주기만 하던 슈퍼모델 그 자체가 주목을 받게 되었고, 1990년대 후반에는 화장품 정보가 실린 전문지가 잇달아 창간되면서 드디어 화장품 마니아인 코스메 프릭이 탄생하기에 이르렀습니다. 코스메 프릭이란 오타쿠와 함께 '1990년대에 마치 동전의 앞뒤처럼 등장한 같은 인종'으로서 관심의 대상이 만화나 애니메이션이 아닌 화장품이라는 점이 오타쿠와 다를 뿐입니다. "1980년대부터 1990년대에 걸쳐 패션에서 화장으로의 시프트는 나를 찾는 시대에서 '나와 노는' 시대로의 전이"로써 오늘날의 화장은 자기 자신을 인형으로 삼는 인형 놀이의 도구가 된 것 같습니다.

그러나 1980년대의 패션 중시의 풍조를 이루던 층과 지금의 코스메 프릭이라고 불리는 분들과는 그 층의 두께(사람 수)에 큰 차이가 있기 때문에 코스메 프릭은 매우 소수의 극단적인 예라고 생각됩니다. 그러나 화장의 가치를 재조명하기 시작한 1980년대 후반 이후의 시대가 코스메 프릭을 탄생시킬 수 있는 의식의 변화를 동반하였다는 점은 간과할 수 없습니다. 지금은 화장이 과도한 외모지상주의 주인공의 자리에 있는 것 같습니다.

화장 테라피의 과제와 기대

이와 같은 외모지상주의가 외모 콤플렉스를 안고 있는 분들의 부담을 증대시켰을 가능성에 대하여 위구심을 품지 않을 수 없습니다. 눈에 보이지 않는 곳의 병은 수술로 기능을 회복시키면 문제가 남지 않습니다. 신장의 모양이 비뚤어졌든, 위장의 색이 무슨 색이든, 기능에 문제가 없는 한 신경도 쓰지 않습니다. 그러나 눈에 보이는 곳은 그럴 수 없습니다. 외모지상주의 사회에서는 아주 작은 외모의 차이만으로도 불이익을 초래할 우려가 있습니다. 아무리 다른 사람은 신경 쓰지 않는다고 하여도 본인에게는 심각한 고민이 되기도 합니다. 반점, 화상의 흔적, 백반증, 구순구개열, 종양 등 '눈에 보이는 차이(visible difference)'를 지닌 분에게 있어서 외모지상주의는 부담을 증대시킬 가능성을 품고 있습니다.

그 한편으로 화장은 눈에 보이는 차이를 가진 분들에게 화장요법으로 도움을 줄 수 있습니다. 이것이 바로 화장심리학이 발견한 화장의 새로운 힘입니다. 눈에 보이는 차이를 없앰으로써 심리적인 부담을 덜어주는 데 도움이 됩니다. 정신분열증이나 노인성 치매 등 외견의 차이가 초점이 아닌 정신질환에도 바람직한 작용이 기대됩니다. 스킨케어는 바쁜 현대인들의 마음속에 작은 풍요로움을 가져다 줍니다. 이러한 작용은 외모의 변화뿐 아니라 화장을 한다고 하는 행위가 자의식이나 자존 감정 등 마음의 상태에도 영향을 가져다 준다고 생각합니다.[1] 그러나 화장요법과 테라피 메이크업은 아직 시작된 지 얼마 되지 않았습니다. 어떤 분에게 어떤 화장이 적합한지, 언제, 어느 정도, 몇 번 하는 것이 좋은지 등 요법이라고 하는 이름이 어울릴 정도로 상세한 프로그램을 갖추지는 못하였습니다.[21]

외모지상주의 사회의 주인공이 된 화장. 동시에 화장은 그 풍조로 인하여 불이익을 당하는 분들에게 도움이 됩니다. 이러한 딜레마 속에서 화장이 '치유'와 '격려'의 힘을 충분히 발휘하기 위해서는 어떤 길이 알맞을지, 어떠한 연구를 하여야 할지, 이 책을 통하여 현재와 다음 세대의 화장요법 · 화장 테라피를 함께 생각하여 주신다면 더할 나위 없는 기쁨이 될 것입니다.

Make-Up Therapy

2장

시세이도 리서치센터 아쿠쓰 노부코

과학적으로 살펴본 화장의 효과

예부터 "사랑을 하면 예뻐진다.", "피부는 마음을 비추는 거울", "스트레스는 피부의 적"이라는 말이 있습니다. 평소 위와 같은 말을 실제로 느끼고 고개를 끄덕이는 분들도 있겠지만, '기분 탓이 아닐까?'라고 의문을 품는 분들도 많을 것입니다.

최근 10년간의 연구를 통하여 사람의 몸과 마음이 밀접한 관련을 맺고 네트워크를 형성하고 있으며, 피부도 그 네트워크의 한 부분을 담당하고 있다는 것이 밝혀지게 되었습니다〈그림 2-1〉. 심리적인 스트레스를 받으면 피부 상태가 나빠진다는 것이 과학적으로 증명되었고 연구 데이터도 축적되었습니다. 반대로 우리들이 평소 하는 화장에는 스트레스로 피부가 나빠지는 것을 완화하는 효과가 있다는 것도 알게 되었습니다. 스킨케어를 하면 스트레스로 인한 피부 손상이 복구되고 저하된 피부 기능도 보완할 수 있습니다. 그뿐만 아니라 손으로 얼굴을 만지거나 기분 좋은 향기를 맡는 등의 화장 행위에는 생체 본연의 기능을 발휘하게 하는 힘이 있습니다. 화장은 몸 전체의 긴장을 완화하고 스트레스를 이기게 하는 두 가지의 효과를 지니며, 피부를 비롯한 온몸의 항상성도 향상시킵니다.

이 장에서는 피부를 중심으로 한 화장 테라피의 효과를 과학적으로 해설하도록 하겠습니다. 우선 피부의 생리적 메커니즘을 설명한 다음 피부와 마음의 관계를 이야기할 것입니다. 그리고 화장이 피부에 작용함으로써 피부와 마음을 모두 보호하는 효과가 있다는 연구결과에 대하여 이야기하겠습니다. 이 두 가지 이야기를 통하여 왜 화장이 피부와 마음, 신체에 효과를 보이는지, 그리고 화장 테라피라고 이름 붙일 수 있는 이유를 과학적으로 검증하고자 합니다.

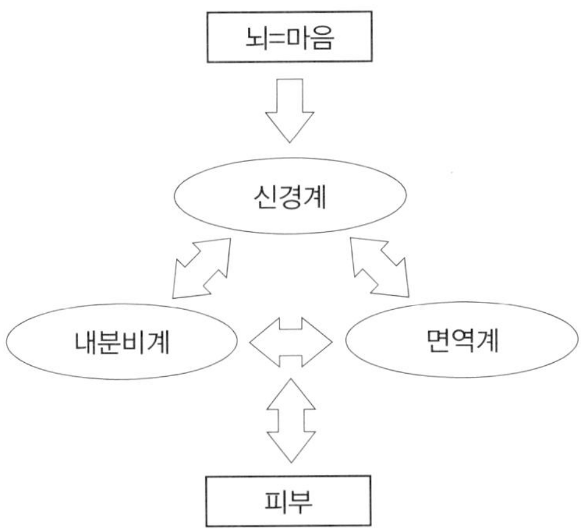

〈그림 2-1〉 몸과 마음, 피부의 연관 관계의 개념도

피부 상태를 제어하는 3가지 요소

피부의 상태는 우리들의 신체를 제어하는 ① 신경계, ② 내분비계, ③ 면역계와 밀접한 관계가 있습니다. ① 신경계는 몸 구석구석의 감각 정보를 뇌로 보내고, 뇌에서 내린 명령을 운동 기관으로 전달합니다. 또 우리들의 의식과는 상관없이 순환, 소화, 배설과 같은 내장 기능을 항시 조절하는 것도 신경계의 역할입니다. ② 내분비계는 혈액을 통하여 각종 호르몬을 온몸으로 운반하고 조직과 기관의 기능을 제어합니다. ③ 면역계는 외부의 이물질로부터 신체를 보호하는 기능을 하는 곳으로 체내로 병원체가 침입하면 면역 세포가 공격하여 죽입니다. 이 모든 제어 시스템을 지휘하는 사령탑이 바로 뇌입니다. 우리들의 신체와 피부의 상태는 뇌와 제어 시스템을 통하여 유지되고 있습니다. 뇌와 이들 3가지 제어 시스템의 작용으로 발생하는 피부의 기능에 대하여 구체적으로 이야기하도록 하겠습니다.

① 신경계 중 자율신경계는 피부의 상태를 컨트롤함으로써 체온을 조절합니다. 예컨대 기온이 높아지거나, 운동을 하여 체온이 상승하면 체온을 낮추어야 합니다. 뇌의 시상하부의 체온조절중추는 신경을 통하여 피부의 땀샘에서 땀을 분비하도록 합니다. 땀의 수분이 증발할 때의 기화열로 신체의 온도를 낮추는 것입니다. 이와 동시에 피부의 혈관을 확장시켜 혈류의 양을 늘려서 열이 잘 발산되도록 합니다. 또 반대로 기온이 떨어져 체온이 저하되면 피부의 혈관을 수축시켜 혈류의 양을 줄여서 열의 발산을 막습니다. 그리고 자율신경을 통하여 모근의 입모근을 수축시키면 털이 곤두서서 이른바 '소름이 돋는' 상태가

됩니다. 피부의 표면적을 줄여서 열이 빠져나가는 것을 막는 것입니다.

② 내분비계에서는 호르몬이 혈액을 타고 피부에 도달하여 피부의 기능을 조절하도록 합니다. 여성 호르몬은 피부의 진피에 있는 콜라겐의 양과 기능을 조절하여 피부의 탄력과 형태를 유지하게 합니다. 폐경으로 여성 호르몬이 감소하면 피부가 얇아지고 탄력성이 저하됩니다. 또한, 남성 호르몬은 피지선에 작용하여 피지의 분비를 높입니다. 과도한 남성 호르몬의 분비는 여드름과 모공 확장의 요인이 됩니다.

③ 면역계의 면역 기능은 피부에도 있습니다. 피부의 표피에 있는 '랑게르한스세포'라고 하는 세포는 외부에서 침입한 이물질을 공격하여 죽이는 면역 기능의 일부를 담당합니다. 우리들은 이 랑게르한스세포와 뇌로 가는 감각 신경이 맞닿아 있어서 면역계와 신경계가 밀접하게 연관되어 있다는 것이 밝혀졌습니다.[1] 즉 피부는 뇌, 신경계, 내분비계, 면역계와 밀접한 관련을 맺고 제어 시스템에서 중요한 역할을 담당하고 있는 것입니다.

마음과 피부는 이어져 있다

이번에는 마음과 피부의 관련성에 대하여 살펴보도록 하겠습니다. 심리적인 스트레스는 앞서 말한 제어 시스템을 통하여 피부에도 나쁜 영향을 미칠 수 있습니다.

신체 제어 시스템의 사령탑인 뇌는 '쾌', '불쾌'라고 하는 본능적인 욕구에서 나오는 정동 및 희로애락 같은 감정을 만들어 내는 장소이기도 합니다. 대뇌의 변연계와 그 안의 편도체라고 하는 부분은 정동에, 전두연합야라고 하는 부분은 감정에 관여합니다. 대뇌 변연계 근처에 있는 시상하부는 자율신경계와 내분비계의 기능을 종합적으로 조절합니다. 또 뇌간(중뇌 · 뇌교 · 연수)은 혈압과 호흡을 제어합니다. 그리고 뇌에서 만들어진 정동과 감정은 뇌 속의 사령탑인 시상하부와 뇌간으로 전달되어 자율신경계나 내분비계, 그리고 면역 기능에 영향을 미치게 됩니다.

사실 정동과 감정, 그리고 신체의 제어 시스템이 서로 연동되어 있는 것은 나쁘다고 할 수 없습니다. 오히려 매우 중요합니다. 대초원에서 사람이 맹수와 맞닥뜨리게 된 상황을 상상해 보시기 바랍니다. 무방비 상태인 사람에게는 '공포'라고 하는 정동이 끓어오르고 자율신경계와 내분비계가 변동합니다. 그러면 동공이 확장되고 호흡이 거칠어지며 맥박이 증가하고 혈압이 상승합니다. 뇌와 근육의 혈관은 확장되지만, 내장의 혈관은 수축하여 위장의 운동을 억제합니다. 그리고 혈액 속의 아드레날린이라고 하는 호르몬이 상승합니다. 이러한 변화는 다음 행동을 취하는 데 필요한 변화입니다. 사람이 취해야 할 다음 행동이란 공격 혹은 도주입니다. 그래서 상대를 잘 관찰하고, 신선한 산소를 받아들이고, 산소나 영양을 뇌와 근육으로 공급하며, 공격이나 도주와는 관계없는 장기의 움직임을 최소화하는 것입니다. 이러한 정동과 감정, 그리고 신체 전체를 컨트롤하는 시스템의 연동은 생명 활동을 유지하기 위하여 필수 불가결합니다. 그러나 먼 옛날처럼 사냥을 나서다 맹수를 만나고 공격이나 도주라는 대처를 할 필요가 있는 상황은 현대에는 거의 일어나지 않습니다. 오히려 공격이나 도주라는 대처가 적절치 않은 상황, 예컨대 인간관계나 일처럼 심리적 스트레스를 받는 경우가 대부분일 것입니다. 그리고 그러한 상황에서 이와 같은 신체 반응이 일어나는 탓에 현대인의 심리 상태는 스트레스에 시달리게 됩니다.

그리고 심리적 스트레스는 피부에 나쁜 영향을 미칩니다. 정동이나 감정이 신체의 제어 시스템과 연동되어 있기 때문입니다. 우리들은 심리적 스트레스가 피부의 여러 가지 기능에 영향을 미친다는 것을 과학적으로 증명하였습니다. 그 한 가지는 피부 각질층의 장벽 기능의 회복력입니다. 피부의 각질층은 피부의 가장 바깥쪽에 위치하고 있으며 외부의 이물질을 막는 방파제의 기능을 합니다. 튼튼한 각질 세포들 사이에 형성된 지질층은 유해한 물질과 미생물의 침입을 저해하고, 체내 수분이 증발되는 것을 방지합니다. 이것을 각질층의 장벽 기능이라고 부릅니다. 이 장벽 기능의 회복력은 심리적 스트레스로 인하여 저하되고 맙니다.

피부에 테이프를 여러 번 붙였다 떼어내는 인위적인 방법으로 각질 세포를 제거하였더니 각질층의 장벽 기능이 저하되고, 체내 수분의 증발량이 증가하였습니다. 수분을 잃지 않기 위하여 피부는 이러한 상태를 신속하게 파악하고 장벽 기능을 원래 수준으로 되돌리는 일을 합니다. 이것을 장벽 기능의 회복력이라고 부릅니다. 이 장벽 기능의 회복력에 대해서 실제로 심리적 스트레스가 어떠한 영향을 미치는지 조사하였습니다.

20대 여성 8명의 협력을 얻어 인위적으로 각질층의 장벽 기능을 저하시킨 후, 모의시험과 암산 문제를 조합하여 심리적 스트레스를 부하하는 실험을 하였습니다. 우선 심리적 스트레스 전후에 타액 속 호르몬 양을 측정하였습니다. 그 결과 스트레스를 주기 전에는 코르티졸이라고 하는 호르몬이 약 9나노그램/ml였던 것에 반하여, 스트레스를 준 후에는 13나노그램/ml 정도까지 증가하였습니다. 코르티졸은 스트레스를 받았을 때 뇌의 시상하부 - 하수체 - 부신피질계를 경유하여 분비되므로 '스트레스 호르몬'이라고도 불립니다. 문제를 풀면서 스트레스 상태가 된 것을 확인한 다음 피부의 장벽 기능의 회복률을 측정하였습니다. 그랬더니 회복률은 과제를 수행하기 전에는 66% 정도였던 것에 반하여, 과제 후에는 55% 정도까지 저하되는 것을 알 수 있었습니다.

또한, 그 밖에도 심리적 스트레스에 의하여 피부의 다양한 기능이 악화된다는 사실이 밝혀졌습니다. 예를 들어 성인 아토피성 피부염 환자를 대상으로 한 연구에서 증례별로 상세한 경과를 추적함으로써 피진(皮疹 : 피부에 나는 발진)의 악화와 심리적 스트레스가 서로 연동된다는 것이 증명되었습니다.[2]

화장 테라피를 통하여 마음과 피부를 좋은 상태로

마음이 부정적이면 피부에 나쁜 영향을 미칩니다. 피부와 몸, 마음은 이어져 있는 것입니다. 그래서 우리들은 화장을 통하여 심리적 스트레스를 완화하고 스트레스로 인한 피부 기능의 악화를 회복할 수 없겠느냐고 생각하였습니다. 구체적으로는 손으로 얼굴을 만지고 화장품에 배합된 향료의 향기를 맡는 화장 행위를 적극적으로 도입하여 보았습니다. 이러한 접근을 생각하게 된 배경에는 촉각이나 후각에 대한 작용이 스트레스를 완화하는 좋은 효과를 미친다고 하는 연구 결과가 있기 때문입니다.

피부에는 촉각, 압각, 양각, 온각, 냉각이라고 하는 감각을 감지하는 수용기가 있고, 이들 감각과 위치각, 운동각 등을 합쳐서 '체감각'이라고 부릅니다. 이 피부의 체감각에 대한 자극이 심리적인 작용에 영향을 미친다는 것이 밝혀졌습니다. 구체적으로는 마사지를 통하여 심장박동수가 감소하면서 수축기 혈압(최고혈압)이 낮아지고, 스트레스 호르몬인 타액 속의 코르티졸이 줄어듭니다. 그리고 불안감이나 우울함이 저하되어 긴장이 풀어지게 됩니다.[3][4]

아로마에 관한 연구에서는 향기가 생리, 심리, 행동에 다양한 영향을 미친다는 것이 알려졌습니다. 예컨대 뇌파의 사건 관련 전위(수반성 음성변동)를 해석함으로써 하이브리드 티로즈의 향료 성분 중 하나인 DMMB(1,3-dimethoxy 5-methylbenzene)에 진정 효과가 있다는 것을 알 수 있었습니다. DMMB를 배합한 향료 성분을 맡으면 타액 속의 코르티졸 농도가 떨어지고, 주관적으로 느끼는 스트레스의 정도도 경감되었습니다.[5] 그리고 심리적 스트레스로 인한 피부의 장벽 기능의 회복 지연이 억제되는 등 좋은 영향을 확인할 수 있었습니다.[6]

위와 같은 점에 비추어 화장 행위에 따른 촉각이나 후각이 스트레스를 완화하고, 피부를 비롯한 신체 전체의 항상성을 좋게 할 것이라고 추측하였습니다. 먼저 스트레스를 완화하고 쾌적성을 향상시키는 능력을 지닌 향기 성분을 찾아 보았습니다. 그렇게 찾아낸 향기 성분 A를 흡입하였을 때의 타액 속의 분비형 면역 글로불린(s-IgA)이라고 하는 성분의 변화를 나타낸 것이 〈그림 2-2〉 입니다. 20대 여성 8명을 대상으로 한 실험에서 향기 성분 A에 의하여 s-IgA이 증가하였습니다. s-IgA은 타액에서 추출되는 체액성 면역 물질로서 쾌적성과 연동되어 변화합니다. 즉 향기 성분 A에는 쾌적성을 상승시키는 작용이 있다는 것을 확인할 수 있었습니다.

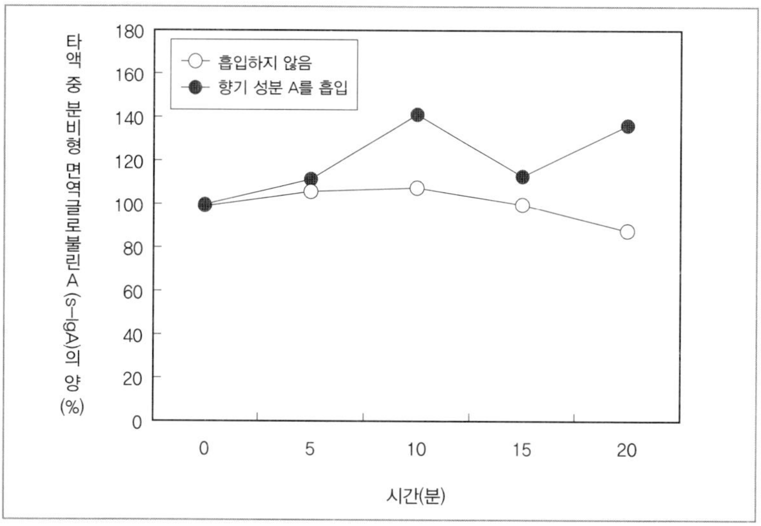

〈그림 2-2〉 향기 성분 A를 맡았을 때의 타액 중 분비형 면역글로불린A(s-IgA)의 변화
향기 성분 A를 맡음으로써 맡지 않았을 때에 비하여 쾌적성과 연동하는 s-IgA가 증가하였다.

그리고 향기 성분 A와 다양한 감각 자극을 조합한 스킨케어 미용법을 고안하여, 심신의 긴장 완화를 유도하는 연구를 하였습니다. 이 미용법은 '씻기 → 냄새 맡기 → 보충하기 → 심화하기'의 4스텝으로 이루어집니다. '씻기'는 세안을 하고, 다음의 '냄새 맡기' 단계는 쾌적성을 높이는 것으로 밝혀진 향기 성분 A를 느긋한 호흡으로 체내에 받아들입니다. 깊은 호흡은 자율신경기능을 조절하고, 심장박동수를 감소시킵니다. '보충하기'는 스킨이나 로션을 도포하는 행위로, 손바닥으로 얼굴 피부 전체를 지긋이 감쌉니다. 그때의 피부 감각에 대한 자극이 심신을 안정시킬 것으로 기대됩니다. 마지막으로 '심화하기' 단계에서는 눈을 감고 시각 정보를 차단함으로써 후각과 촉각의 작용의 증강을 꾀합니다. 20대부터 40대의 여성 4명을 대상으로 이 미용법을 4주 동안 실시하게 한 결과, 심장박동수가 감소하고 편안함이 상승함으로써 높은 심신 안정 효과가 있다는 것을 증명하였습니다〈그림 2-3〉.

이상으로 향기와 미용법을 통하여 심신의 스트레스가 경감되고 긴장이 완화된다는 것을 확인할 수 있었습니다.

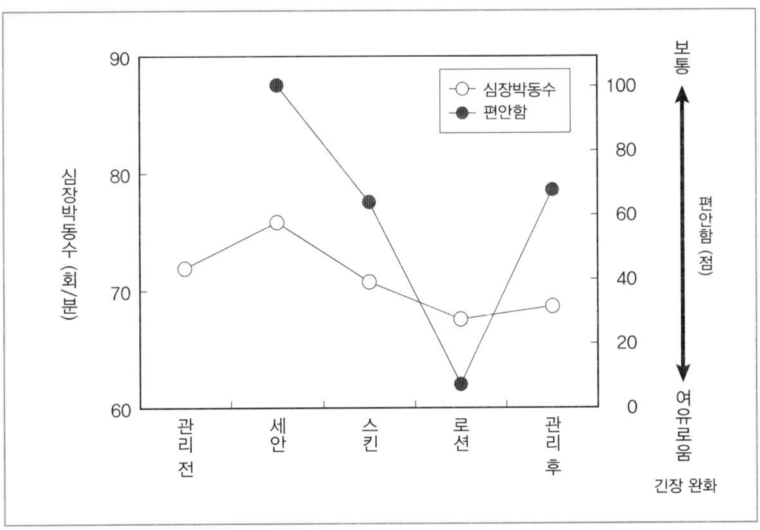

〈그림 2–3〉 향기 성분 A와 미용법에 따른 심장박동수 및 편안함

향기 성분 A를 사용한 미용법 '씻기 → 냄새 맡기 → 보충하기 → 심화하기'를 통하여 심장박동수가 감소하고 편안함이 상승하여 심신의 긴장이 완화된 것을 알 수 있다.

화장품을 바르지 않는 부분에도 효과가

몸과 마음의 상태를 좋게 하는 향기 성분과 미용법을 밝힌 후 이어서 화장품의 기제나 배합 약제를 연구하여 화장품으로 피부 손상을 복구하고, 저하된 기능을 보완할 수 있지 않을까 연구하였습니다. 그리고 피부를 통해 뇌와 신체의 제어 시스템에 작용하고, 심리적 스트레스의 악영향을 완화할 수 없을까에 대해서도 연구하였습니다. 스트레스로 인하여 악화된 피부의 기능 중에서도 뇌와 신체의 제어 시스템에 직접적으로 관여하는 피부 면역 기능에 주목하기로 하였습니다.

가능한 많은 종류의 약제의 효과를 조사하기 위하여 처음부터 피부에 직접 도포하여 검사하는 대신, 우선은 미리 채취한 피부로 조제한 세포를 사용하여 조사하였습니다. 앞서 이야기한 표피 세포와 면역 기능이 있는 랑게르한스 세포를 혼합한 배양액에 스트레스 호르몬인 코르티졸을 첨가하고 그 영향을 조사한 결과, 랑게르한스 세포의 비율이 감소하였습니다. 이것을 심리적 스트레스로 인하여 피부의 면역 기능이 억제된 모델로 삼고, 다수의 약제에 대하여 조사한 결과, 스트레스의 영향을 완화하는 약제를 찾아내었습니다. 이들 수 종류의 약제를 포함한 '콤플렉스 B'와 앞서 말한 향기 성분 A를 배합한 화장품을 사용하여 새롭게 구성한 미용법인 스킨케어가 피부의 기능에 미치는 영향에 대하여 실제 피부에 대하여 조사하였습니다.

실험에서는 테스트 제품을 사용하여 얼굴에 스킨케어를 한 다음, 모의 면접과 암산 문제로 심리적 스트레스를 부하하고 전완부(前腕部)의 피부를 측정하였습니다. 그랬더니 전완(前腕)의 피부에는 테스트 제품을 바르지 않았음에도 불구하고 장벽 기능의 회복률 저하가 억제되는 것을 알 수 있었습니다. 얼굴에 대한 스킨케어의 효과가 전완(前腕)의 피부에도 나타난 것입니다. 이것은 얼굴에 대해 수행한 스킨케어가 신체 전체적으로 긴장 완화나 항스트레스 효과를 가져옴으로써 항상성을 향상했다는 것을 나타냅니다.

이와 같이 피부는 뇌나 신경계, 내분비계, 면역계의 네트워크와 밀접하게 관련되고, 한편으로 화장에는 피부를 좋은 상태로 만드는 효과와 더불어 심신의 긴장 완화 효과도 있다고 하는 과학적인 데이터가 축적되고 있습니다.

현대와 같은 정보화 사회에서는 눈이 어지러울 정도로 변화하는 환경, 방대한 정보, 다양한 인간관계에서 오는 갈등, 라이프스타일의 변화, 가치관의 다양화 등으로 지금까지의 생활양식이나 적응 방법으로는 대처하기 곤란한 상황이 만들어지고 있고, 심신의 부조화를 호소하는 분들이 늘고 있습니다. 이와 같은 상황에서 우리가 본래 지니고 있는 힘을 끌어내어 부족한 것을 보완하고, 또 피부를 비롯한 전신과 마음의 상태를 보다 좋은 상태로 만든다고 하는 화장의 효과는 매력적입니다. 향후 생체가 가지고 있는 기능과 화장의 관계에 대하여 새로운 지견이 축적되면 퀄리티 오브 라이프(생활과 삶의 질, QOL)의 향상으로 이어지기를 바랍니다.

Make-Up Therapy

3장

시세이도 뷰티솔루션개발센터
고마자와여자대학교 이시다 가오리

인간에게 있어 화장이란?

이 책의 테마인 화장 테라피. 왜 화장 테라피는 효과가 있고, 왜 테라피로 이루어지게 된 것일까요? 필자는 '왜'를 추구하는 철학을 전문으로 하고 있습니다. 그래서 이 물음에 대하여 생각하여 보았습니다. 그리고 제가 평생을 건 연구 테마인 '우리들은 왜 화장을 하는 것일까?', '화장은 인간에게 어떤 의미를 지닐까?'에 대한 탐구와 축을 일치시키게 되었습니다. 다시 말해 인간에게 있어서의 화장의 의미를 고찰하면 왜 화장 테라피가 성립하고 효과를 보이는 것인지 알 수 있습니다.

인간은 화장을 하지 않고 살 수 없는 동물

그러나 그 이야기를 시작하기 전에 우선, 여기서 이야기할 '화장'의 범위를 명확히 해두고자 합니다.

화장이라는 말을 들으면 누구나 떠올리게 되는 메이크업, 그와 더불어 화장품을 쓰는 대표적인 행위로는 스킨케어가 있는데 사실 화장은 그뿐 만이 아닙니다. 화장품에는 샴푸와 헤어트리트먼트, 스타일링 제품과 같은 헤어 제품도 있고, 네일 에나멜과 네일 아트용 소재와 같은 손톱용 화장료, 자외선 차단제, 보디 클렌저와 비누와 같은 보디용 세정제도 있습니다. 오하구로(역 : 치아를 까맣게 물들이는 일)와 문신, 피어싱, 흉터 등 인체와 떨어져서는 존재할 수 없는 신체 변형[*1]도 있습니다. 여기서는 그 모두를 아우른 가장 광범위한 의미를 '화장'이라고 부르도록 하겠습니다. 따라서 여기서 말하는 '화장'은 얼굴과 몸, 치아, 모발을 씻어 몸을 깨끗이 하기 위한 행위, 피부와 모발, 손톱을 다듬어 인체 표면의 상태를 정돈하는 행위, 얼굴과 몸 등 인체의 표면에 색을 입히는 행위입니다. 한마디로 말하자면 화장이란 장식을 목적으로 인체에 손을 대는 것입니다.

이렇게 화장의 범위를 넓게 보면 '인간이란 화장을 하지 않고는 살 수 없는 동물이다.'라고 할 수 있습니다. 왜냐하면, 화장은 시간적, 공간적인 보편성을 지니기 때문입니다. 그 어느 시대에도 인류는 계속 화장을 하여 왔습니다. 화장의 정확한 기원은 알 수 없으며, 연구의 단서를 찾는 것도 굉장히 어렵습니다. 동굴 생활을 하던 원시 시절, 동굴의 벽면에 그림을 그릴 때 쓰는 안료로 자신들의 몸에 채색을 하였을 가능성이 있으나, 피부는 사망 후 금방 사라지는 탓에 발굴 조사로는 화장의 모습을 알 수 없습니다. 인류가 지구 상에 나타난 그 옛날부터

*1 신체 변형　문화인류학에서 쓰는 용어로 인체의 일부분을 영구적으로 변형 또는 훼손하는 습관을 일컫는다. 사회에 따라 부위와 방법이 다양하다. 대표적으로 문신, 할례, 피어싱 등이 있다.

화장이 존재하여 왔을 것이라 믿지만, 문자가 없고 문헌을 남기지 못했던 시대였기에 화장을 뒷받침할 만한 증거가 없습니다. 그러나 삶과 죽음이 공존하는 전쟁터에서 내일을 알 수 없는 목숨이어도, 배고픔과 가난함에 괴로워하여도, 정치적 압력으로 인하여 겉으로 보이는 화장이 금지되어도 화장은 끊임없이 오늘날까지 이어져 왔습니다. 이것이 바로 화장의 시간적 보편성입니다.

또한, 전 세계의 인간 사회 중 화장을 하지 않는 사회는 없습니다. 사회 속에서 살고 있는 사람 중에 태어나서 한 번도 몸을 씻어 본 적이 없다거나, 한 번도 머리카락이나 손톱을 다듬어본 적이 없는 사람이 있다고는 생각할 수 없습니다. 어떤 종류의 화장이든 세계 곳곳에서 이루어지고 있습니다. 그것이 바로 화장의 공간적 보편성입니다. 나중에 이야기하겠지만, 화장과 우주에는 그 어원에 연관이 있습니다. 우주는 시간과 공간으로 구성되고, 화장은 그 우주에 살고 있는 인간에게 있어 보편성을 지닙니다. 즉 '인류는 화장을 하지 않고는 살 수 없는 동물'입니다.

그렇다면 왜 인류는 화장을 하지 않고서는 살아갈 수 없는 것일까요? 이 물음에 대하여 생각하다 보면 화장의 의미와 맞닥뜨리게 됩니다.

화장(化粧)의 뜻은 겉치레일까?

화장의 의미를 찾아 나가는 여행의 첫걸음으로 우선 화장이라는 단어가 붙는 말을 찾아 보았습니다.

화장판, 화장벽돌, 화장면, 화장토 등 건축 용어 중에는 '화장'이 붙는 말이 많이 있습니다. 여기서의 '화장'이란 '표면을 깔끔하게 한다'고 하는 의미입니다.

제본 용어인 '화장피'와 '화장단', 술이나 간장을 담글 때 쓰는 양조용어인 '화장통'과 '화장줄', 스모 용어인 '케쇼마와시(化粧回し, 스모 선수가 등장하는 의식에서 두르는 앞치마 모양의 것)'와 요리 용어인 '화장소금', 가부키 극 등에서 사용하는 무늬가 있는 막을 가리키는 '화장막' 등의 '화장'도 위와 같은 의미입니다.

겉으로는 센 척하지만 사실은 약한 무사를 '화장무사', 스모 경기로 맞붙을 태세를 취할 때 일어설 생각이 없는데 일어서려는 몸짓을 보이는 것을 '케쇼다치(化粧立ち)', 실제로는 싸우지 않으면서 싸우는 것처럼 보이게 하는 것을 '화장전'이라고 하듯 사실은 그렇지 않으나 겉보기에만 그런 것처럼 꾸민다는 의미로도 쓰입니다. 그 대표적인 예가 '케쇼와자(化粧業)'입니다. 이는 '겉만 그럴싸하고 내실이 없는 행위'를 일컫는 말입니다. 화장이 겉치레라는 느낌은 바로 이와 같은 용어들과 함께 생겨났을 것입니다. 여기서의 화장은 겉만 꾸미려고 드는 모습을 강조하기 위한 의미로 사용되었다고 생각됩니다.

화장의 의미를 찾기 위하여 이번에는 일본 각지에 흩어져 있는 '화장'이 붙는 지명 및 장소의 이름과 그 의미를 조사하였습니다.

신사(神社) 안이나 주변에서 많이 볼 수 있는 '케쇼이도(化粧井戸)'와 '케쇼미즈(化粧水)'에서는 무녀가 신을 만나러 가기 위하여 화장을 하였다는 말이 전해져 내려옵니다. 사람이 사는 이 세상과 신 · 영혼이 사는 저 세상을 이어주는 매개체인 무녀는 신의 세계에 들어서기 위하여 화장을 하였습니다. 즉 화장은 속세를 끊고 다른 세계로 이어주는 의미와 역할을 하였습니다. 또한, 호죠 마사코(1157~1225, 가마쿠라 막부를 연 미나모토 요리토모의 정실부인)의 케쇼이도와 오노 노 코마치(9세기경의 여류시인)의 케쇼미즈처럼 저명한 여성이 그 물로 화장을 했다고 하는 전설도 있습니다. 소가 형제의 복수로 유명한 오이소(가나가와 현 남부에 있는 지명)에 있는 케와이자카(化粧坂)와 가마쿠라(가나가와 현 중심부에 있는 지명)에 있는 케와이자카 등 각지의 케와이자카는 유곽이 있는 언덕이기 때문에 그러한 이름이 붙여졌습니다. 화장은 기생의 상징이기도 하였음을 알 수 있는 부분입니다.

이처럼 화장이 붙는 지명의 대부분은 사람과 화장이 깊은 관련을 맺고 있다는 것을 의미합니다. 가마쿠라의 케와이자카의 유래로는 그 밖에도 베어 온 적군의 목을 씻는다는 의미도 있다고 합니다. 적 중에서도 신분이 높은 자를 처치하였다는 증거로 상관에게 목을 바치기 위하여 베어 온 적군의 목을 씻는 일을 '구비게쇼(首化粧)'라고 합니다. 그 중에는 신분이 낮은 자의 목에 분을 바르고 오하구로를 바르고 눈썹을 그려서 신분이 높은 사람처럼 꾸며서 포상을 받는 자도 있었다는 야설도 전해 내려옵니다. 이것이야말로 '화장은 겉치레'라는 전형적인 예일 것입니다.

화장의 어원은 우주를 사람으로 옮기는 것

화장의 의미를 찾기 위하여, 이번에는 '화장'의 어원에 대하여 조사하였습니다. 아쉽게도 일본어인 '화장(化粧, 케쇼)'의 어원은 알지 못합니다. 찾아볼 수 있는 가장 오래된 말로는 헤이안 시대(794~1185)의 '케하이', '요소호이', '케소'라는 것이 있습니다. 현대 일본인이 듣는다면 '케하이'에서는 '기미'를, '요소호이'에서는 '치장'을, '케소'에서는 '연모'를 떠올릴지도 모르겠습니다. 정확하게는 모르겠지만 짐작하고 느끼는 기미, 자신의 몸으로 표현하는 치장, 누군가를 간절히 그리워하는 연모. 이를 종합하면 주위의 상황을 감지하고, 알아낸 것을 자신의 몸으로 표현하여서 다시 주위로 보내고, 때로는 누군가에게 강한 연정을 바침으로써 그 대상을 감지하고 마음을 표현한다는 의미입니다. 한마디로 정리하자면 나를 둘러싼 모든 것과의 쌍방향 커뮤니케이션입니다. 그것이 일본인의 마음속에 있는 화장의 원형이라 생각합니다.

사실 그렇게 생각하고 있었던 사람이 일본인만은 아니었습니다. 서양의 화장의 어원을 찾아보면 고대 그리스어인 κοσμοξ (코스모스, 라틴어 표기는 kosmōs)라고 하는 말을 만나게 됩니다. 영어 cosmos의 어원이기도 하므로 '우주'라는 뜻을 떠올리시는 분들도 많겠지만, 사실은 '질서'라는 의미입니다. 천체 관측이 유행한 고대 그리스 사람들은 천체가 일정한 질서에 따라 움직이는 것을 알고 나중에 '우주'라는 뜻으로도 사용하게 된 것입니다. 그 밖에도 '정치, 제작, 장식, 아름다움, 크레타 섬의 최고사령관, (신약성서에서) 이 세상' 등의 의미가 있는데, 모두 '질서'에서 파생된 의미입니다. 이 중 서양 각국에서 '화장'과 '화장품'의 직접적인 어원이 된 의미는 '장식, 아름다움'입니다. 고대 그리스인은 우주를 완전한 질서체로 보고 질서가 있는 것은 아름답고 올바른 진리이며, 혼돈에서 질서를 만든다는 의미로 장식하여 아름다워진다고 본 것입니다. 그리고 천체가 일정한 궤도를 따라 움직이는 대우주의 아름다움(=질서)을 인체라는 소우주에 반영함으로써 사람도 아름답고 훌륭해질 수 있으므로, 화장은 우주를 인체로 표현하는 것을 의미하였습니다. 자신을 둘러싼 모든 것이 만물, 즉 우주이므로 화장이란 사람과 우주가 서로 비추는 커뮤니케이션이 됩니다. 이는 일본어의 옛 표현에서 찾아볼 수 있는 화장의 의미와 상통합니다.

혼자서는 살아갈 수 없기 때문에 화장 테라피가 이루어진다

이와 같은 화장 본디의 뜻을 알면 왜 화장 테라피가 생겨났는지도 이해할 수 있을 것입니다. 화장이란 자신을 둘러싸고 있는 것들에 대하여 마음을 열고 대화를 한다는 것이 본래의 의미이므로, 화장을 하면 저절로 사회성을 회복하고 나를 확인할 수 있어 안심할 수 있게 됩니다. 종종 "화장은 '얼굴을 바꾸다 · 외모를 꾸미다'라고 할 수 있듯 겉치레고 허영이다."라거나 "화장은 생존하기 위해 필요한 것은 아니다."라고도 하는데, 그럼에도 불구하고 화장이 시간적 · 공간적 보편성을 지닌 까닭은 무엇일까요? 앞서 밝힌 화장 본디의 뜻으로 왜 화장 테라피가 성립하였는지를 설명할 수 있습니다.

사람은 혼자서는 살아갈 수 없습니다. 다른 사람이 필요하고, 사회를 벗어나서는 살 수 없으며, 자연의 혜택마저 받지 못하면 살 수 없습니다. 화장의 원래 뜻은 그러한 관계 속에서 사람이 살아나간다는 의미인데, 이는 바꾸어 말하자면 화장이 사람이 살아가는 본질에 관련되어 있음을 가리키는 것입니다. '인간이란 화장을 하지 않고는 살 수 없는 동물이다.'라는 말은 인간은 우주 안에 존재하면서 우주 속에서 다양한 것들과 관계를 맺지 않고는 살 수 없는 존재이고, 그것을 몸으로 표현하는 방법이 화장이라는 의미입니다.

이미지로서의 존재이기 때문에 화장 테라피가 이루어진다

지금 이야기하는 내용에 더불어 제가 전공하는 현상학의 관점으로도 화장이 인간 존재의 본질에 기초하므로 화장 테라피가 이루어진다는 것을 뒷받침할 수 있습니다.

인간은 자신이 어떤 사회적 속성을 지니고, 어떻게 생겼고, 어떤 성격이며, 다른 사람들에게 어떤 이미지를 주는지 비록 정확하지는 않아도 할 수 있는 만큼은 자신을 파악합니다. 이것을 '자아상'(self-image, 자화상인 self-portrait와 다르다)이라고 합니다. 자아상이 무너지거나 무언가의 이유로 자아상을 갖지 못한다면 불안이 증대되고 심리적으로 불안정해질 뿐 아니라 정신질환에까지 이르게 되는 등 안정된 사회생활을 보내지 못하게 됩니다. 이미지에 불과한 자아이기 때문에 더욱 우리들은 항상 단점을 고쳐가며 자아상이 무너지지 않도록 수정하고 새롭게 바꾸어 나가야 합니다.

우리는 매일 몇 번이나 나도 알지 못하는 사이에 자아상을 유지하고 수정하거나 새롭게 바꾸고 있습니다. 자아상을 유지하고 수정하거나 새롭게 바꾸는 데 가장 효과적인 행위는 자신의 겉모습을 확인하고 만들어가는 것입니다. 예컨대 자신의 모습을 거울에 비춰보거나, 사회적

지위를 자각합니다. 그중에도 자신의 외모를 다듬는 화장 행위는 매우 효과적입니다. 예를 들어 우리는 업무로 정장을 입을 때에는 단정한 메이크업을, 티셔츠에 청바지를 입을 때에는 캐주얼하고 발랄한 메이크업을, 우아한 원피스를 입을 때에는 엘레강스한 메이크업을, 예복이라면 기품 있는 메이크업 등 상황에 따라 복장과 헤어스타일, 메이크업을 달리합니다. 그리고 그에 따라 자신의 행동거지와 말투까지도 자연스럽게 달라지는 것을 느끼는 분들도 많을 것입니다. 이처럼 겉모습이 자아상을 만들거나, 강화하고, 확인하는 데 매우 도움이 되는 수단이 되는 것은 겉모습을 바꿈으로써 자아상을 형성 · 강화 · 수정 · 확인할 수 있기 때문입니다. 그것을 응용한 것이 바로 화장 테라피입니다. 자아가 이미지이기 때문에 화장이 테라피로 작용한다는 의미입니다.

노화에는 '슬로 뷰티'를

그러나 자아상의 수정과 보강은 항상 성공적이지만은 않습니다. 인생을 살다 보면 누군가와 이별도 하고 사고를 당하기도 하는 등 다양한 일을 계기로 자아상이 심각한 위기에 처하게 될 때가 있습니다. 그중에서도 누구에게나 찾아오는 심각한 위험은 바로 노화입니다. 주름, 기미, 피부 처짐, 칙칙함, 흰머리 등 노화의 신호를 어느 날 갑자기 발견하고 아연실색하는 경우도 적지 않습니다. 그래서 안티에이징(항노화)를 시작하는 분도 많고, 현재 미용 시장에서 가장 큰 부분을 차지하는 것도 안티에이징입니다. 안티에이징을 하면 우선 마음이 놓이기 때문에 많은 분들이 안티에이징을 시작합니다.

안티에이징이라는 발상은 젊음이 미의 필수 요소이므로 조금이라도 젊어 보이는 시간을 늘리려는 것입니다. 그러나 언제까지나 젊은 모습으로 살 수는 없으며, 그 기간을 늘리면 늘릴수록 언젠가는 반드시 찾아오는 노화에 큰 충격을 받을 수밖에 없습니다. 시간의 지배를 받는 생물의 하나인 인간에게 있어 노화는 자연 현상일 뿐 문제시될 것은 아닙니다. 그러나 젊음에 집착하고 노화를 거부하는 한 나이를 먹으면 먹을수록 안심과 행복은 멀어지게 됩니다. 그러므로 지금이야말로 발상의 전환이 필요한 때입니다. 노화를 부정하지 않고 노화를 전제로 아름다움을 생각하는 것입니다.

노화를 전제로 한 아름다움이란 뜻으로 우리는 지금 '슬로 뷰티'라는 관점을 제창하고 보급 활동을 하고 있습니다. 젊음에만 가치를 두고 획일적인 아름다움을 추구하며 빠른 효과만 기대하는 지금의 풍조에 대하여 우리는 '패스트 뷰티'라고 이름 지었습니다. 반대로 '사람마다 그리고 나이에 따른 아름다움'을 추구하여 인생과 함께 한 걸음 한 걸음 아름다움을 쌓아나가는 것을 '슬로 뷰티'라고 이름 지었습니다. 화장 테라피도 '슬로 뷰티'도 철학적으로 말하자면 '잘 사는 것'을 목적으로 합니다. 노화로 인한 '문제'로 고민하거나 해결하고 싶을 때에는 '슬로 뷰티'라는 관점에서 자신의 가능성을 발견하고, 화장 테라피로 착실하게 실현하며 연륜을 쌓아나가는 것이 아름답고 행복한 인생으로 가는 길이 아닐까요?

제 2부

화장 테라피의 사례와 효과

2부에서는 여성의 몸과 마음에 대한 여러 가지 고민을 해결하는 '화장의 새로운 힘'을 구체적으로 소개할 것입니다. 여성들의 몸과 마음에 대하여 갖는 고민은 라이프 사이클에 따라서 크게 변화하여 왔습니다. 현대 여성은 결혼이나 출산, 육아, 취업 등 인생의 선택지가 다양하여 자유도가 높은 반면, 다양한 기로에서 스스로 삶의 방향을 결정하여야 합니다. 이 라이프 사이클 프로세스 속에서 여성은 다양한 갈등, 고민과 마주하게 됩니다. 여성의 일생의 다양한 상황에서 화장은 언제나 인생의 동반자처럼 늘 곁에서 내 편이 되어 줍니다.

예컨대 아기가 세상에 태어나 처음으로 만나는 베이비 마사지는 피부를 자극하여 심신의 안녕과 성장을 촉진하고, 모자 관계를 양호하게 하는 효과가 있습니다. 유아기, 아동기의 스킨케어는 피부를 자외선이나 건조, 오염과 같은 외부 자극으로부터 보호하고, 피부를 비롯한 신체의 성장을 건강하게 유지합니다. 2차 성징기에는 안드로겐과 같은 성호르몬이 활성화되어 여드름과 뾰루지 등 피부에 다양한 트러블과 피부 고민을 유발되고 적절한 스킨케어가 도움이 됩니다. 청소년기에는 나는 누구인지, 나다움이란 무엇이냐고 하는 정체성(아이덴티티)의 모색과 확립에 있어 메이크업을 통한 자기 표현의 시행착오가 도움이 됩니다. 성인기에서도 안정된 자아를 위하여 메이크업은 반드시 필요합니다. 이 시기는 직장이나 가정 등 사회적 역할을 담당하게 되고 메이크업은 그 역할을 수행하는 자신을 표현하는 유효한 수단입니다. 그리고 노년기에는 화장 자체를 즐김으로써 각 개인이 고유의 인생을 아름답게 채색하고, 충실하게 할 수 있습니다. 그리하여 인생의 마지막 순간이 오면 엔젤 메이크업(死化粧, 장례 메이크업)으로 그 사람의 생전의 모습을 표현합니다.

4장에서는 80년, 100년 인생이라고도 하는 여성의 일생의 라이프 사이클 속에서 가장 긴 기간인 청소년기와 성인기, 노년기의 10가지의 몸과 마음의 고민, 증상에 초점을 맞추어 화장으로 해결하는 최신 데이터를 나타내었습니다. 이것은 현재의 화장 테라피의 적용 범위도 나타냅니다. 언뜻 보기에는 서로 다른 것처럼 보이지만 이는 누구나 맞닥뜨리기 쉬운 고민입니다. 여성이 일생을 쾌적하게 보내기 위해서도 굉장히 중요한 것입니다. 흥미로운 점, 신경이 쓰이는 점부터 읽어주시기 바랍니다.

5장에서는 60세 전후의 분들을 대상으로 한하여 스킨케어에서 메이크업, 헤어, 보디, 패션에 이르기까지 건강하고 아름답게 지내기 위한 구체적인 테크닉을 정리하였습니다. '베이비붐 세대'라고도 불리는 이 세대는 언제나 유행을 선도하여 왔지만 60대를 맞으며 외모에 자신감을 잃고, 기운을 잃는 경향이 있습니다. 아름다워지고 싶은 마음은 젊었을 때와 변함이 없는데도 노화로 인하여 미용이나 치장에 어려움을 겪거나 포기하는 경우도 있습니다. 이와 같은 중 · 고령층을 건강하게 하는 화장 테라피 방법을 소개합니다.

여성의 구체적인 몸과 마음의 증상과 그에 대처하는 화장 및 그 효과를 보신다면, 화장의 가능성을 실감하실 수 있으리라 생각합니다. 또한, 여성의 일생과 화장이 어떤 관계를 맺고 있는지도 느끼실 수 있을 것입니다. 독자 여러분과 여러분 주변 분들이 고민을 품고 있을 때에 여기서 이야기한 화장의 효과가 조금이나마 고민 해소에 도움이 되기를 바랍니다.

Make-Up Therapy

4장

여성의 몸과 마음의 증상 10

1 갱년기 증상

2 우울

3 치매

4 출산 전후의 우울증

5 백반증, 반점, 상처

6 민감성 피부, 아토피성 피부염

7 여드름

8 월경전증후군

9 비만

10 수면장애

시세이도 뷰티솔루션개발센터
다가이 게이코

1

갱년기 증상

에스테틱과 운동으로 증상이 경감되다

최근 들어 50대를 맞은 A씨는 왠지 집안일을 하는 것도 귀찮습니다. 2명의 아이들도 대학생이 되어 자녀 교육도 일단락 지었습니다. 앞으로는 취미인 정원 일이나 여행을 다니는 데 시간을 보내고자 마음먹었지만, 기운이 나지 않습니다. 물에 젖은 스펀지처럼 피곤한데도 밤에는 잠들기가 쉽지 않고, 자도 금세 눈이 뜨입니다. 가끔 얼굴이 달아올라 목 언저리까지 뜨거워질 때가 있고 손발이 차고 저립니다. 언제 이렇게 땀을 흘렸나 싶을 정도로 얼굴에 땀이 줄줄 흘러서 열심히 한 메이크업까지 지워지기 일쑤입니다.

A씨와 같은 증상은 연령을 고려하였을 때 갱년기 증상일 가능성이 큽니다. 갱년기 증상이란 구체적으로 ① 혈관운동 신경증상(안면홍조, 냉증, 발한), ② 자율신경증상(가슴이 두근거림, 어지러움) ③ 정신신경증상(우울, 초조, 불면, 두통), ④ 운동기계증상(어깨 결림, 요통, 관절통), ⑤ 지각장애(손발 저림, 개미 환각)입니다. 갱년기의 의학적 정의는 '생식기에서 비생식기로의 이행기' 또는 '성적 성숙 상태에서

난소기능이 완전히 소실되기까지의 기간'으로서 폐경 전후 약 10년 동안입니다. 연령으로는 대략 45세부터 55세까지이고, 여성의 자연 폐경의 평균 연령은 약 50세라고 합니다.

우리들은 갱년기 여성을 대상으로 산부인과 의사의 조언을 얻어 갱년기 증상에 맞춘 에스테틱 마사지와 운동 프로그램을 개발하고 그 효과를 검토하였습니다. 그 결과 안면홍조와 수족 냉증, 피로 등 본인이 느끼는 다양한 갱년기 증상이 경감된 것이 확인되었습니다. 구체적으로는 갱년기 증상의 정도를 가리키는 '갱년기 지수'가 반 정도로 개선되었고 안면홍조가 거의 사라지는 등의 성과가 있었습니다.

호르몬과 스트레스가 갱년기 증상의 요인

우선 갱년기에는 여성의 신체가 어떻게 변화하는지 살펴보도록 하겠습니다. 갱년기 증상의 원인에는 2가지가 있습니다. 한 가지는 난소가 노화함에 따라서 난소에서 분비되는 난포 호르몬(에스트로겐과 프로게스테론)이 저하되는 생리적 요인입니다. 에스트로겐이 저하되면 우선 무배란성 월경이나 월경불순이 발생합니다. 월경에 문제가 생기는 것은 폐경의 신호입니다. 에스트로겐이 감소하면 에스트로겐의 분비를 촉진하는 뇌의 시상하부나 뇌하수체가 활성화되어 뇌하수체로부터 대량의 난포자극 호르몬이 분비됩니다. 그러나 기능이 약해진 난소는 호르몬에 거의 반응하지 못하기 때문에 호르몬 균형이 무너져 버립니다. 이와 같은 호르몬 불균형은 몸이 이상해지는 갱년기 증상으로 이어집니다. 호르몬의 분비를 컨트롤하는 중추와 자율신경 중추는 모두 뇌의 시상하부라고 하는 곳에 위치하며 서로 영향을 주고받습니다. 즉 갱년기 증상은 호르몬 불균형에서 기인한 자율신경의 이상으로 인하여 일어납니다.

시간이 흘러 호르몬 감소에 몸이 익숙해지면 뇌하수체와 자율신경이 원래대로 항상성을 회복하고 증상도 점차 사라집니다. 여기서 반드시 주의해야 할 점은 심혈관계나 골다공증의 위험이 급격히 증가한다는 것입니다. 에스트로겐은 여성의 콜레스테롤 대사와 뼈의 신진대사에도 관여하기 때문에 폐경 이후에 동맥경화, 지질이상증, 골다공증 위험이 상승합니다. 이들은 안면홍조나 발한과는 달리 자각 증상이 거의 없으므로 정기 검진이 중요합니다. 갱년기 증상보다 늦게 나타나는 증상을 폐경후 장애라고도 하며, ① 비뇨생식기의 위축 증상(노인성 방광염, 요실금 등), ② 심혈관계질환(동맥경화, 고혈압 등), ③ 골다공증(어깨 결림, 요통), ④ 피부의 변화(건조, 탄력 저하), ⑤ 뇌 기능 저하(건망증, 기억력 저하 등)이 있습니다. 최근의 연구에서 에스트로겐이 기억이나 뇌의 혈액순환 등 뇌 기능과도 관련이 있다는 에비던스(과학적 근거)가 나오면서, 호르몬 보충 요법으로 알츠하이머병을 예방할 수 있다는 가능성이 제시되고 있습니다.[1]

갱년기 증상의 두 번째 원인은 심리 사회적 요인입니다. 갱년기=중년기의 라이프 사이클에서 발생하는 환경과 인간관계의 변화입니다. 이 시기에는 자녀들의 독립이나 노부모 간호 등으로 스트레스를 받습니다. '빈집 증후군'으로 대표되는 자녀의 홀로서기나 남편의 정년퇴직 등이 겹치면서 마음이 텅 비어 공허해지고 무기력하고 우울해집니다.

그리고 노부모를 간호해야 하는 처지에 처하는 것도 드물지 않습니다. 또한, 개인의 성격과 노화에 대한 불안도 한 요인입니다.

갱년기 증상이 심한 사람은 원래부터 잘 우울해 하는 경향이 있거나, 감정이나 표정이 부족한 실감정증 경향이 강하거나, 자신을 컨트롤하는 이가 자기 자신(내적)이 아닌 타인(외적)이라고 생각하는 경향이 강하다고 하는 결과가 있습니다.[2] 갱년기에는 각자의 생활과 마음 상태에 알맞은 상담을 받아야 합니다. 우리들이 개발한 프로그램은 신체 증상뿐 아니라 심적 증상도 중시합니다. 심리적 효과인 긴장 완화나 편안함 역시 중요합니다. 또한, 에스테틱으로 개별 대응하기 때문에 상담에 대한 개인 요법적 측면에서 효과가 있었고, 같은 고민을 가진 그룹이 함께 운동을 함으로써 집단 요법적 측면의 효과도 있었습니다.

갱년기 증상은 위와 같은 생리적 혹은 심리적 원인이 복잡하게 얽혀 있기 때문에 그 증상에 개인차도 크고 대처법도 다양합니다. 그리고 갱년기 증상에서는 얼굴의 피부와 보디, 모발의 상태와 같은 미용상의 고민도 관련된다는 것을 알 수 있었습니다. 갱년기 증상이 심한 여성일수록 얼굴 피부가 건조하고, 탄력이 없으며, 다리나 발꿈치가 거칠고, 모발이 푸석푸석하다고 강하게 호소하였습니다.[2] 이 시기에는 심신에 대한 케어뿐만 아니라 꼼꼼한 미용 케어도 필요합니다. 에스트로겐의 감소로 인한 진피 속 피부 콜라겐의 양이 감소하여 피부의 탄력이 저하됩니다. 그리고 피지량이 감소하여 피부의 윤기나 촉촉함도 저하됩니다. 또한, 피부로 공급되는 혈액 속의 산화 헤모글로빈양이 감소하여 피부의 명도나 붉은 기가 감소하여 누렇게 되는 경향이 강해져서 피부가 칙칙해 보이는 것입니다.[3]

몸과 마음에 나타나는 갱년기 증상을 파악하다

최근 부인과에서는 예방의학의 관점에서 여성의 전반적인 건강 관리를 목적으로 하는 '갱년기 외래'나 '여성 전용 외래'를 신설하고 있습니다. 갱년기 증상을 완화하기 위한 호르몬 보충 요법 같은 치료는 의사의 몫으로 두고, 여기서는 갱년기 증상의 개선을 목적으로 산부인과 의사의 조언을 토대로 개발한 에스테틱과 운동 프로그램을 소개하도록 하겠습니다.

이 프로그램은 각자의 몸과 마음, 미용의 현재 상태를 파악하기 위한 상담 시트 작성과 증상을 경감하기 위한 에스테틱, 그리고 운동의 세 가지 프로그램으로 구성됩니다. 우선 상담 시트인 '심신미(心身美) 펜터차트'〈그림 4-1〉는 갱년기 증상에 대하여 몸과 마음에 출현한 이상뿐 아니라 중년기 여성이 가장 많이 고민하는 부분이기도 한 '얼굴 피부', '보디와 모발의 상태'라는 미용적인 측면에서도 접근합니다.

이 척도는 갱년기 여성 447명(평균 연령 51.8세)에 대한 설문조사를 토대로 탐색적 인자 분석 수법으로 항목을 추출하여 구성하였습니다. 예컨대 얼굴 피부에서는 '탄력이 없다', '촉촉함' 등의 질문에 답합니다. 나쁜 면뿐만 아니라 좋은 면도 적극적으로 평가함으로써 참가자를 독려할 수 있도록 설계했습니다. 이 차트의 결과를 바탕으로 식물의 힘을 이용하는 자연요법을 변형한 '에스테틱 캄베일(calm veil) 케어'와 예뻐지는 운동 '윌링빅스'를 실시합니다.

에스테틱과 운동으로 증상에 대한 고민이 경감

캄베일 케어에서는 에스테티션이 머리끝부터 발끝까지 몸 전체의 증상에 맞춘 에센셜 오일(식물 정유)을 피부에 좋은 순수한 식물성 캐리어 오일에 희석한 마사지 오일로 부드럽게 감쌉니다. 이 '부드럽게 감싸다'라고 하는 마사지의 특징에서 캄베일(calm veil : 부드러운 막이라는 뜻)이라고 이름 붙였습니다. 오일을 사용한 마사지는 따뜻한 느낌이 들기 때문에 냉증을 호소하는 갱년기 여성에게는 매우 기분 좋게 느껴집니다. 에센셜 오일로는 여성 호르몬과 비슷한 작용(여성 호르몬양 작용)을 하는 클라리세이지나 진정 작용을 하는 라벤더 등을 조합하였습니다. 아로마와 마사지로 깊은 안정을 얻고 어깨 결림과 같은 통증도 풀어줍니다. 아로마 마사지는 면역계에 좋은 영향을 미친다고 합니다. 백혈구와 림프구, CD8 양성세포(킬러 T세포), CD16 양성세포(자연살해세포) 등 면역계 세포가 아로마 마사지로 증가하였습니다.[4] 다른 사람이 해주는 마사지는 테라퓨틱 마사지(therapeutic massage)의 일종으로서 암 환자의 통증이나 우울 증상 경감 효과가 입증되어 왔습니다.[5][6] 캄베일 케어에는 긴장을 풀기 위하여 촉진과 족욕도 실시합니다. 증상에 따라서는 온몸이 집약되어 있다고도 하는 손발의 반사구에 자극을 주는 반사요법이나 경혈 자극도 실시합니다.

이 프로그램을 자연 폐경 후 1년 이상 지난 여성 6명(51~55세)을 대상으로 3개월에 걸쳐 매주 1회 120분 동안 총 12회 실시하였습니다. 그 결과 갱년기 증상 척도인 간략판 갱년기 지수(SMI : Simplified Menopausal Index)의 저하가 확인되었습니다.[7] 갱년기 지수는 갱년기

〈그림 4-1〉 마음 · 신체 · 미용에 관한 증상 체크 시트[심신미(心身美) 펜터차트]

최근의 당신의 심신 상태에 대하여 다음의 질문에 각각 0~3 중 하나에 ○를 표시하세요.

1 최근 마음의 상태는?

⊕ 항목	0 (전혀 느끼지 않는다)	1	2	3 (강하게 느낀다)
1. 밝다	0	1	2	3
2. 생기발랄하다	0	1	2	3
3. 활동적이다	0	1	2	3
4. 충실하다	0	1	2	3
5. 즐겁다	0	1	2	3
6. 상쾌하다	0	1	2	3

마음 ⊕ 항목 합계 ______ 점

⊖ 항목	0 (전혀 느끼지 않는다)	1	2	3 (강하게 느낀다)
1. 초조하다	0	1	2	3
2. 마음이 안정되지 않는다	0	1	2	3
3. 불쾌하다	0	1	2	3
4. 우울하다	0	1	2	3
5. 무기력하다	0	1	2	3
6. 슬프다	0	1	2	3

마음 ⊖ 항목 합계 ______ 점

2 최근 모발의 상태는?

⊕ 항목	0 (전혀 느끼지 않는다)	1	2	3 (강하게 느낀다)
1. 모발에 힘이 있다	0	1	2	3
2. 모발이 촉촉하다	0	1	2	3
3. 모발이 차분하다	0	1	2	3

모발 ⊕ 항목 합계 ______ 점

⊖ 항목	0 (전혀 느끼지 않는다)	1	2	3 (강하게 느낀다)
1. 모발이 푸석푸석하다	0	1	2	3
2. 모발에 윤기가 없다	0	1	2	3
3. 흰머리가 늘었다	0	1	2	3
4. 숱이 적다	0	1	2	3
5. 모발이 가늘다	0	1	2	3
6. 두피가 끈적인다	0	1	2	3
7. 냄새가 난다	0	1	2	3
8. 모발이 많이 빠진다	0	1	2	3
9. 두피에 땀이 많이 난다	0	1	2	3
10. 정수리에 숱이 적다	0	1	2	3

모발 ⊖ 항목 합계 ______ 점

3 최근 얼굴 피부의 상태는?

⊕ 항목	0 (전혀 느끼지 않는다)	1	2	3 (강하게 느낀다)
1. 모공이 작다	0	1	2	3
2. 투명감	0	1	2	3
3. 촉촉함	0	1	2	3

얼굴 피부 ⊕ 항목 합계 ______ 점

⊖ 항목	0 (전혀 느끼지 않는다)	1	2	3 (강하게 느낀다)
1. 피부가 칙칙하다	0	1	2	3
2. 주름(잔주름)	0	1	2	3
3. 피부가 약해졌다	0	1	2	3
4. 피부가 처진다	0	1	2	3
5. 기미 · 주근깨	0	1	2	3
6. 탄력이 없다	0	1	2	3
7. 윤기가 없다	0	1	2	3
8. 피부가 푸석푸석하다	0	1	2	3
9. 건조	0	1	2	3
10. 화장이 잘 받지 않는다	0	1	2	3

얼굴 피부 ⊖ 항목 합계 ______ 점

4 최근 보디(몸)의 상태는?

⊕ 항목	0 (전혀 느끼지 않는다)	1	2	3 (강하게 느낀다)
1. 몸의 피부가 탱탱하다	0	1	2	3
2. 몸의 피부가 촉촉하다	0	1	2	3
3. 몸의 피부에 윤기가 있다	0	1	2	3
4. 몸매의 라인이 날렵하다	0	1	2	3

보디 ⊕ 항목 합계 ______ 점

⊖ 항목	0 (전혀 느끼지 않는다)	1	2	3 (강하게 느낀다)
1. 목 주름	0	1	2	3
2. 목 피부의 처짐	0	1	2	3
3. 살이 쪘다	0	1	2	3
4. 배의 피하지방	0	1	2	3
5. 팔뚝의 피하지방	0	1	2	3
6. 등의 피하지방	0	1	2	3
7. 엉덩이의 피하지방	0	1	2	3
8. 다리의 각질	0	1	2	3
9. 팔꿈치나 무릎의 각질	0	1	2	3
10. 발뒤꿈치의 각질	0	1	2	3
11. 손등의 기미	0	1	2	3
12. 비키니 라인의 착색	0	1	2	3

보디 ⊖ 항목 합계 ______ 점

5 최근의 신체의 상태는 ?

⊕ 항목	0 (전혀 느끼지 않는다)	1	2	3 (강하게 느낀다)
1. 몸이 개운하다	0	1	2	3
2. 몸이 가볍다	0	1	2	3
3. 건강하다	0	1	2	3

신체 ⊕ 항목 합계 [ ] 점

⊖ 항목	0 (전혀 느끼지 않는다)	1	2	3 (강하게 느낀다)
1. 몸이 무겁고 피로하다	0	1	2	3
2. 체력(지구력) 저하	0	1	2	3
3. 시력 저하	0	1	2	3
4. 얼굴에 갑자기 발생하는 안면홍조	0	1	2	3
5. 등과 손발 등 몸에 발생하는 열감	0	1	2	3
6. 가슴 두근거림, 숨이 참	0	1	2	3
7. 두통이나 머리가 무거움	0	1	2	3
8. 어지러움	0	1	2	3
9. 잠을 잘 자지 못함	0	1	2	3
10. 한밤중에 눈이 뜨임	0	1	2	3
11. 어깨, 허리, 손발 관절의 통증	0	1	2	3
12. 땀이 많이 남	0	1	2	3
13. 손발이나 허리의 냉증	0	1	2	3
14. 성욕 저하 또는 성교통	0	1	2	3
15. 빈뇨나 잔뇨감, 요실금	0	1	2	3
16. 어깨결림 · 당김	0	1	2	3
17. 기억력 저하	0	1	2	3
18. 집중력이 없다	0	1	2	3
19. 식욕이 없다	0	1	2	3
20. 미각이 변했다	0	1	2	3

신체 ⊖ 항목 합계 [ ] 점

◦ 모든 문항에 답하였으면 합계를 내어 점수를 기입하세요.

	1. 마음	2. 얼굴 피부	3. 모발	4. 보디	5. 신체
좋은 면 ⊕	/18	/9	/9	/12	/9
좋지 않은 면 ⊖	/18	/30	/30	/36	/60

◦ 각각의 점수를 차트에 기입하여 선으로 묶으세요.

당신의 몸과 마음의 상태는 …

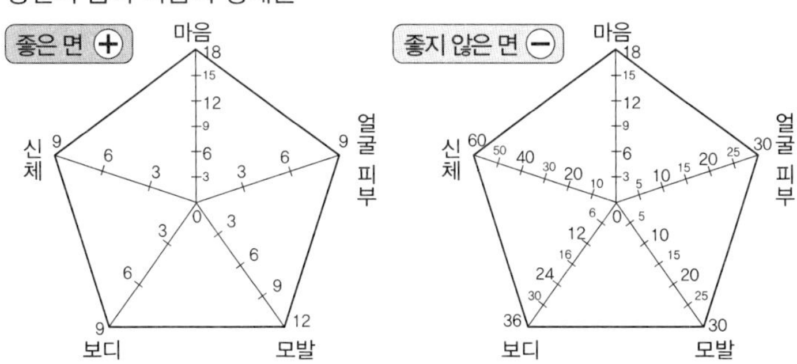

갱년기에는 여성 호르몬(에스트로겐)의 분비가 저하되어 몸과 마음의 균형이 무너지게 됩니다.
좋은 면(+)은 크게, 나쁜 면(–)은 작아지도록 영양적으로 균형 잡힌 식사를 하고 규칙적으로 운동하는 습관을 들이시기 바랍니다.

증상을 나타내는 10개 항목에 대하여 점수를 합계하고 증상도를 A~E의 5단계로 나눕니다. A가 가장 증상이 가벼워서 '별 탈 없이 갱년기를 잘 보내고 있다', B는 '식사나 운동에 주의', C는 '증상이 조금 심한 갱년기 외래 검진 필요', D는 '반년 이상 계획적인 치료', 마지막으로 E는 '각 과에서의 정밀 검사가 필요'로 진단합니다. '식사나 운동에 주의가 필요'한 수준이었던 참가자들은 캄베일 케어를 갱년기 증상이 경감되고 '별 탈 없이 갱년기를 잘 보내고 있다'는 단계로 이행하는 효과를 얻을 수 있었습니다〈그림 4-2〉.

캄베일 케어 기간 동안 매주 일상생활을 할 때의 기분에 대하여 일본어판 POMS(Profile Of Mood States)고 하는 질문지로 조사하였더니 '피로' 항목에서 저하를 볼 수 있었습니다. 그리고 안정 시의 수축기 혈압(최대혈압)과 확장기 혈압(최소혈압)도 낮아졌는데 이는 정기적인

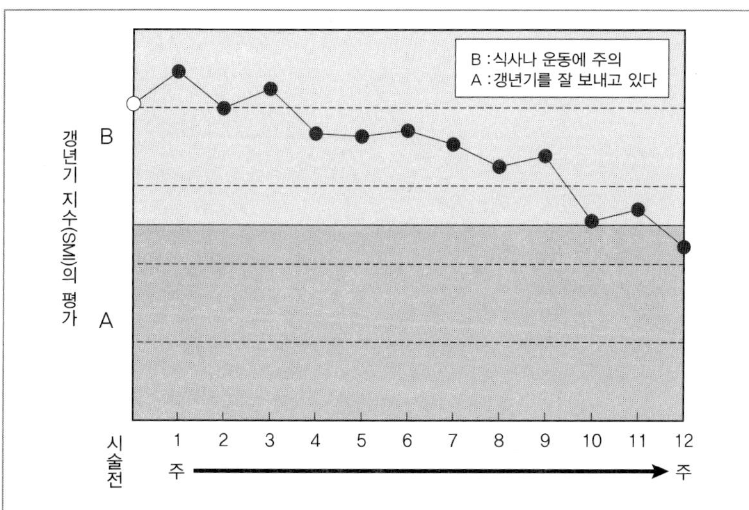

〈그림 4-2〉 '캄베일 케어' 에스테틱을 통한 갱년기 지수(SMI)의 변화

'캄베일 케어' 에스테틱을 통하여 갱년기 지수가 서서히 감소한 것을 알 수 있다.

에스테틱으로 자율신경계의 균형이 조절되었음을 암시합니다. 그러나 이러한 변화가 난소의 노화 자체에 영향을 미치는 것이 아니므로 혈중 에스트로겐의 양은 변하지 않았습니다.

실시 횟수가 늘어남에 따라서 심신미(心身美) 펜터차트의 모든 항목에서 양호한 상태로 변화함을 알 수 있었습니다. 참가자들은 "언제까지나 아름답고 싶고 예쁘게 꾸미고 싶다.", "피부 관리에 정성을 들이게 되었다.", "체조를 하게 되었다." 등 기분이나 행동의 변화도 들려주었습니다. 또한, 프로그램으로 아름다움과 건강에 대한 의식과 행동도 높아지면서 일상의 다양한 생활습관까지 개선되었다고 합니다. 가족으로부터도 "활력이 넘치고 피곤하다는 말을 잘 안 하게 되었다. 얼굴색이 좋아졌다."라는 말을 들은 참가자도 있는 등 전체적인 인상이 밝아졌다고 합니다.

흥미로운 사실은 본인이 느끼는 현재나 과거의 행복, 미래에 대한 희망에 대하여 조사한 결과 '나의 인생은 순조로웠다. 과거를 돌아보았을 때 만족할 수 있다.'라고 과거에 대한 만족감이 높아졌다는 점입니다. 인생의 전환점인 갱년기에 과거를 긍정적인 시선으로 바라볼 수 있다는 것은 앞으로의 삶에도 낙관적이고 좋은 영향을 미칠 것이라고 생각합니다.

트레이닝과 오일 마사지로 갱년기 지수가 개선

이어서 예뻐지는 운동 '윌링빅스'를 소개합니다. 이 프로그램은 자신의 힘으로 즐겁고 강하게 심신을 활성화시키는 것이 특징입니다. 자신의 의사로 기운차게 운동을 한다는 의미를 담아서 윌링(willing)과 에어로빅스를 합쳐 이름 지었습니다. 혈압 측정 등 충분한 메디컬 체크로 시작하여 워밍업, 활성화를 위한 에어로빅스(유산소운동) 및 레지스턴스(근육 강화운동), 마지막으로 피로를 푸는 쿨다운으로 구성되는 프로그램입니다. 운동 습관이 없는 분도 부담 없이 할 수 있도록 워킹이나 튜브를 사용하는 등 가벼운 부하를 주는 트레이닝이 중심이고, 체력 증진과 골다공증 예방, 요실금 예방을 위하여 골반 주변의 근육을 강화하는 체조도 합니다.

운동을 하는 도중에는 플라워 워터(식물을 증류하여 정유를 추출할 때에 생성되는 것)를 분사하거나 향기가 나는 손목 밴드를 착용하여 기분을 좋게 하는 데도 신경을 썼습니다. 쿨다운에서는 근육 스트레칭 이외에도 캐리어 오일에 증상에 맞춘 에센셜 오일을 섞어서 전신을 셀프 마사지함으로써 심신에 깊은 안정을 느낄 수 있도록 설계하였습니다.

이 120분간의 프로그램을 자연 폐경 후 1년 이상 지난 여성 8명을 대상으로 3개월에 걸쳐 매주 2회 계속한 결과, 갱년기 지수의 저하를 볼 수 있었습니다. 갱년기 증상의 자각에 있어서는 에스테틱과 마찬가지로 B의 '식사나 운동에 주의' 수준에서 A의 '별 탈 없이 갱년기를 잘 보내고 있다'로 변화하였습니다. 갱년기 특유의 안면홍조도 3개월 운동 기간 후에는 거의 사라졌고〈그림 4-3〉, 자다가 눈이 뜨이는 중도각성 증상도 감소하였습니다. 에스테틱과 마찬가지로 혈중 에스트로겐의 양에는 변화가 없었으나, 난포자극 호르몬(FSH : Follicle-Stimulating Hormone)은 운동 4주차 후 측정에서 통계적으로 유의하게 저하가 인정되었습니다.

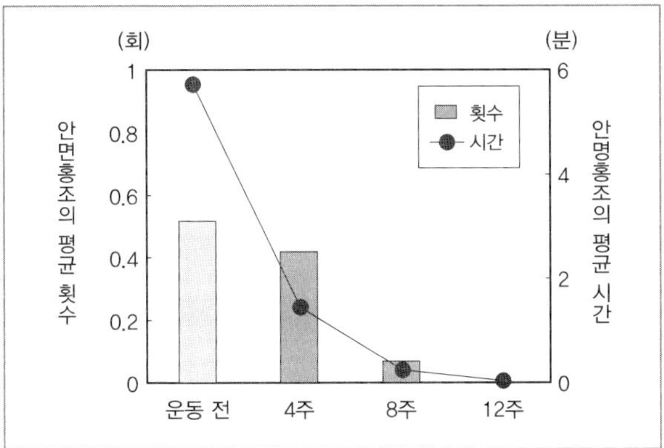

〈그림 4-2〉 '월링빅스' 운동을 통한 안면홍조 증상의 변화

'월링빅스' 운동을 통하여 안면홍조 증상이 완화된 것을 알 수 있다.

운동이 성호르몬에 대하여 무언가 영향을 미친 것입니다.

한편 안정 시 수축기 혈압과 확장기 혈압은 모두 저하되는 등 순환계도 개선되었습니다. 유산소 능력도 전원 증가하여 체력이 향상되었습니다. 신체검사에서는 가슴 - 허리 - 엉덩이 둘레가 줄어들었고, 키와 몸무게로 산출하는 체격 지수(BMI : Body Mass Index)와 체질량 지수도 저하되었습니다.[8] 심신미(心身美) 펜터차트에서는 보디라인 이외의 모든 부분에서 좋은 경향을 보였습니다. 보디라인에만 불만이 남은 것은 '더 이상적인 몸매를 갖고 싶다', '아름다워지고 싶다'는 의식의 표현이라고 생각됩니다. 월링빅스는 스스로의 힘으로 건강해지고, 갱년기를 즐겁고 적극적으로 보내는 데도 도움이 될 것이라 생각합니다.

운동이 갱년기 증상을 완화한다고 하는 보고는 이미 나와 있습니다.[9][10] 그 생리적 매커니즘에 대해서는 교감신경의 작용에 관여하는 혈중 카테콜아민, 진통에 관여하는 오피오이드 펩티드, 에스트로겐 등의 농도 변화를 고려할 수 있겠으나, 아직 정설은 없습니다.[11] 이상으로 지금까지의 연구로 다양한 갱년기 증상을 고려한 에스테틱이나 운동이 갱년기 여성의 심신과 미용에 효과가 있다는 것을 증명하였습니다.

일상생활 속에서 할 수 있는 갱년기 케어인 화장 테라피

이러한 케어는 일상생활 속에서도 실천할 수 있습니다. 혼자서도 할 수 있도록 간단하게 정리하였습니다. 캄베일 케어에서는 부드럽게 전신을 쓰다듬는 것이 포인트입니다. 혼자서 할 때에는 좋아하는 에센셜 오일과 캐리어 오일을 섞어서 심장에서 먼 곳, 몸의 끝 부분인 손발부터 천천히 문질러 줍니다. 특히 팔꿈치나 발꿈치처럼 각질층이 두꺼운 부분에는 정성을 들여 마사지하시기 바랍니다. 이 부분은 평소 눈에 잘 안 띄기 때문에 관리에도 게을러지기 쉽습니다. 캄베일 케어의 테스트에 참가하여 주신 여성은 모두 발꿈치가 갈라지고 딱딱했습니다. 발꿈치에 스타킹이 긁힌다고 하는 분도 있을 정도였습니다.

또 두피 마사지를 하여 신진대사를 촉진하고 피로를 푸는 동시에 모발도 튼튼하게 합니다. 스킨케어를 할 때 땀이 나서 불편하다면 열을 내려주는 수렴 화장수나 물티슈를 쓰면 편리합니다. 얼굴이 화끈거릴 때에는 차가운 물에 적신 핸드타월을 목 뒤에 대고 식히거나, 시원한 스킨을 바르는 것도 좋을 것입니다. 피부 건조나 탄력 저하에는 얼굴 마사지가 효과적입니다. 운동은 생활 속에서 워킹, 계단이나 단차를 이용한 스텝 엑서사이즈를 도입하여 지구력을 기르고, 지방을 연소시킵니다.

튜브 체조로 신체에 부하를 가하여 뼈나 근육을 강화하는 방법도 효과가 있습니다. 운동 후에는 스트레칭을 하는 등 쿨다운을 통하여 전신의 긴장을 풀어서 피로가 남지 않도록 합니다. 무리하지 않고 기분 좋게 느껴지는 정도의 범위에서 하는 것이 운동을 오래 계속할 수 있는 비결입니다.

우리는 이미 갱년기 증상을 갖고 있는 여성들에 대한 대처는 물론, 갱년기를 맞이하기 전의 준비로서 무엇이 필요할지, 미용을 통한 예방적인 접근을 할 수 없는지 생각하고 있습니다. 화장 테라피는 불안과 우울, 건망증과 같은 심리적 기능에도 좋은 효과가 있을 것이라 기대합니다.

갱년기는 인생의 중요한 터닝 포인트

인생 90년, 100년이라고도 하는 현대에는 50세 전후의 갱년기는 인생의 반환점 부근입니다. 정신분석학에서 무의식 연구로 유명한 융은 〈인생의 단계〉라고 하는 논문에서 인간의 일생을 태양의 변화에 빗대어 40세 전후의 중년기를 '인생의 정오', 즉 태양이 머리 위를 통과할 때라고 보았습니다. 인간의 머리 위로 태양이 지나는 때의 변화는 사소하여도 그때 인간의 그림자는 지금까지와는 반대의 방향이 됩니다. 즉 우리 인생의 오전에 가지고 있던 이상과 가치는 모두 반대로 바뀌는 것입니다. 앞으로는 지금까지의 가치관에 비추어 자기 자신을 만들어 나가야 합니다.[12]

또한, 마음의 발달에 중요한 정체성(나다움)을 확립하기 위해서는 나는 누구인지에 대해 '개인으로서의 정체성'과 나는 누구를 위하여 존재하느냐는 '관계성에 기초한 정체성'의 두 가지가 필요합니다.[12] 특히 중년기에는 자기 자신이나 다른 사람과의 관계성의 변화로 인하여 청년기에 확립된 정체성에 위기가 닥칩니다. 인생의 전환점에 서서 지난 삶을 돌아보고 앞으로의 방향을 다시 설정하는 궤도 수정으로 정체성을 확립하여야 합니다.

그러한 의미에서 갱년기는 제2의 인생의 시작입니다. 인생을 여러해살이 풀에 빗댄다면 두 번째 꽃을 피우는 시기입니다. 소개한 갱년기 증상에 대한 프로그램을 '블로섬 프로그램'이라고 이름 붙였습니다. 이 이름에는 여성들이 갱년기를 잘 극복하여 다시 더 큰 꽃을 피우기를 바라는 마음을 담았습니다. 에스테틱이나 운동으로 지금 내 안에 들어 있는 아름다움 재발견하고 자신을 긍정한다면 마음의 안정과 생활의 활력을 얻을 수 있을 것이라고 생각합니다. 또한, 인생의 전환기인 갱년기에 대하여 어떤 생각을 갖고, 어떻게 보내는가는 앞으로의 긴 여생에도 영향을 미칩니다.

2009년의 시세이도 조사에서 갱년기에 대한 이미지와 의식 상태를 조사한 결과 전체적으로는 '자연스러운 것'이라고 답한 여성이 가장 많았지만, 폐경 전과 갱년기의 여성은 '귀찮고 우울하다. 여자로서의 삶이 끝났다.'라는 부정적인 의견이 많았습니다. 한편 폐경 후의 여성은 '귀찮은 생리가 끝나서 몸과 마음이 모두 편하다. 멋을 내기에도 좋다.' 등 긍정적인 생각이 많아졌습니다. 갱년기에 대하여 과도하게 부정적으로 생각하기보다는 갱년기 증상이란 무엇인지 이해하고 몸과 마음, 미용의 상태를 돌보며 즐거운 마음으로 갱년기를 소중하게 보내

시기 바랍니다. 이 시기는 자녀 교육으로부터도 서서히 해방되어 시간적으로도 정신적으로도 여유가 생기고 체력도 충분합니다. 자신을 돌아보고 위할 수 있는 기회입니다. 폐경으로 인하여 여성은 생리적인 의미에서의 성으로부터 해방되어 나다움이라는 성을 실현할 수 있게 됩니다. 이 전환기를 새로운 가능성이 넘치는 기회로 만들어 새로운 일에 도전하는 것도 좋겠습니다. 그리고 에스테틱이나 운동은 여성의 몸과 마음의 에너지원이 되어 더욱 아름답고 매력적으로 만들어줄 것입니다.

시세이도 뷰티솔루션개발센터
다카노 루리코

2

우울

메이크업을 하면 우울함이 가벼워진다

비록 정도의 차이는 있겠으나, 의욕이 나지 않고 자꾸 피곤한 느낌은 누구나 갖습니다. 그렇지만 그러한 상태가 오래 계속된다면 요주의입니다. 본격적인 우울증을 의심할 필요가 있습니다. 그 정도까지는 아니라고 하여도 기분이 좋지 않은 때가 많으면 사람을 만나는 것도, 일하는 것도 힘들어집니다. 잠을 잘 자지 못하는 날이 이어지면 피로가 쌓이고 집중력도 떨어지는 등 악순환에 빠지기도 합니다. 따라서 증상이 가벼울 때 빨리 대처하는 것이 중요합니다.

그럴 때일수록 화장은 가장 든든한 아군이 되어줍니다. 화장을 하면 마음이 안정되고 상쾌해지기 때문입니다.

실제로 우리는 가벼운 우울 경향이 있는 갱년기 여성에 대하여 3개월 동안 메이크업 레슨을 실시하여 화장이 몸과 마음에 양호한 효과를 보이는 것을 확인하였습니다. 레슨을 통하여 얼굴과 피부 고민을 해소하고, 자신만의 개성을 살리는 메이크업을 혼자서도 할 수 있도록 지도하였습니다.

3개월이 지난 후에는 우울함의 수준이 개선되고 갱년기 증상도 경감되었습니다. 협력하여 주신 A씨의 경우 레슨을 받기 전에는 웃는 게 어색하고, 일상적으로 쉽게 불안해하는 상태였습니다. 자기만의 메이크업에 대한 주장이 강하여 젊고 예뻐 보이려고 젊은 세대처럼 마스카라를 듬뿍 바르고, 주름과 기미를 가리려고 파운데이션으로 두텁게 커버하였습니다. 처음에는 자기만의 방식을 버리지 못하여 미용 기술자가 해준 메이크업에 대한 만족도도 낮았습니다. 그러나 점차 미용 기술자가 제안하는 메이크업으로 나이에 걸맞은 아름다움을 끌어낼 수 있다는 것을 알게 되었습니다. '화장은 너무 열심히 하지 않아도 된다.', '지금의 나에게는 이 화장이 어울린다.'라고 느끼게 되었습니다. 메이크업을 통하여 자기 자신의 모습을 객관적으로 볼 수 있게 된 점, 그리고 무엇보다 되고 싶은 이미지를 자신의 테크닉으로 실현할 수 있게 된 점이 마음을 바꾸고 몸에도 좋은 영향을 미쳤다고 생각됩니다.

여성에게 흔히 나타나는 우울 증상

후생노동성의 환자 조사[*1]에 의하면 우울, 조울을 비롯한 기분 장애로 통원 혹은 입원을 하는 사람이 1996년에 비하여 2005년에는 2배 이상인 926만 명으로 증가하였다고 합니다. 이 데이터는 의료기관을 집계한 데이터로서, 병원에 갈 정도는 아니지만 증상이 있는 분은 그 이상일 것이라고 생각됩니다.

*1 3년마다 전국의 의료시설에 대하여 실시

우울 증상이라고 하면 정신적인 증상을 가장 먼저 떠올리실 것 같습니다. 그러나 그 밖에도 신체 증상이나 사고력의 이상을 수반하는 경우가 많습니다. 정신 증상으로는 비애감, 압박감, 불안감, 의욕 감퇴 등이 있습니다. 신체 증상으로는 불면, 전신의 권태감 및 피로감, 소화장애 등이 있고, 사고력의 이상에는 사고 과정의 지연, 착상 곤란 등의 장애가 따릅니다. 쉽게 말하자면 기운이 없고 멍하며, 컨디션이 나쁜 상태를 일컫는 것으로써 표정의 변화가 적고 동작도 굼떠집니다.

위 증상의 도화선이 되는 요인은 다양합니다. 그중에서도 신체의 호르몬 대사 등으로 인한 내인성 요인, 스트레스와 같은 심인성 요인, 뇌 손상이나 기타 신체상의 문제로 인한 외인성 요인이 대표적입니다. 감기도 원인이 되는 경우가 있을 정도로 누구나 우울 상태에 빠질 가능성이 있다고 할 수 있습니다.

노년기의 우울 상태에는 심인성 및 외인성 요인이 대부분입니다. 정년퇴직이나 질병, 지인과의 사별 등 큰 스트레스를 받기 쉬운 시기이므로 이와 같은 것들이 유발 원인으로 작용한다고 합니다. 또한, 표정의 변화가 거의 없고 매사에 꼼꼼하고 착실한, 이른바 모범생 타입의 분들이 우울 상태에 빠지기 쉽다고도 합니다.

대처 방안으로는 상담과 같은 심리 요법, 약물 요법 등이 있습니다. 그러나 증상이 가벼우면 유발 원인을 찾아내서 적절하게 대응하거나, 때로는 어깨의 힘을 빼고 긴장을 푸는 시간을 마련하는 등 혼자서도 할 수 있는 방법도 있습니다.

앞서 이야기한 환자 조사에서는 남녀의 비는 약 1대 2로 여성이 더 많고, 특히 60대와 70대 여성의 비율이 많습니다. 여성의 평균 수명이 남성보다 길기 때문에 우울 상태에 대한 대처는 더욱 중요하다고 할 수 있습니다. 그리고 이때 화장이 강력한 힘을 발휘합니다.

3개월 동안의 화장 치료로 우울 개선

우울 상태에 대한 화장 효과의 예시로서 가벼운 우울증 경향이 있는 갱년기 여성을 대상으로 한 메이크업 접근 연구 결과[13][14][15]를 소개하겠습니다. 실험 참가자는 50대의 여성 19명(평균 연령 54세)으로, 사전 설문조사에서 가벼운 우울증 경향이 있고, 메이크업에 흥미가 있으나 본격적으로 배운 적은 없으며, 메이크업 테크닉을 습득하고 싶다고 답한 분들의 협력을 얻었습니다. 약 50분의 메이크업 레슨을 2주 단위로 1회씩 3개월에 걸쳐 총 6회 실시하였습니다. 레슨은 미용 기술자와 일대일로 개별 공간에서 이루어졌습니다.

이 접근법의 포인트는 크게 2가지입니다. 한 가지는 메이크업 테크닉을 혼자서도 구사할 수 있도록 익히는 것입니다. 미용 기술자가 해준 메이크업이 아무리 멋지고 본인도 만족한다고 할지라도, 스스로 재현할 수 없다면 그 사람을 위한 것이라고 할 수 없습니다. 일상생활 속에서 메이크업을 통하여 자기 자신을 표현하고 즐거움을 느끼는 것이 중요합니다. 이를 위해서는 메이크업을 배우고 익혀야 합니다. 그래서 실험에 참가자들에게 레슨을 하는 날이 아니라도 가능한 매일 스스로 메이크업을 하여 테크닉 습득에 힘써 주시기를 부탁하였습니다. 또한, 메이크업을 한 후 스스로 평가를 내리고 가족이나 친구들의 반응도 메이크업 일지에 기록하도록 하였습니다.

그리고 또 한 가지 포인트는 개별 상담을 중시한 것입니다. 물론 메이크업을 한 후에 만족하였다는 것이 대전제가 되겠으나, 미용 기술자와 실험 참가자가 서로 양호한 관계를 맺어야 합니다. 현재 상황을 파악하고 만족도가 높은 메이크업을 하기 위하여 상담 시 서로 좋은 관계를 맺는 것을 중시하였습니다. 우선 미용상의 고민, 색이나 표현에 대한 취향, 지금 스스로 어떤 메이크업을 하고 있는지, 앞으로 어떻게 하고 싶은지 등을 천천히 경청하였습니다. 그 다음에 참가자가 바라는 점을 이루면서 새로운 나의 가능성을 발견할 수 있는 메이크업 방법을 제안하였습니다. 이 방법에서는 실험 참가자가 직접 말로 표현함으로써 '자기 이해'를 촉진하는 동시에 소망을 '의식하고 집중하는 것', 그리고 미용 기술자와 목표를 '공유'하는 것이 목적입니다.

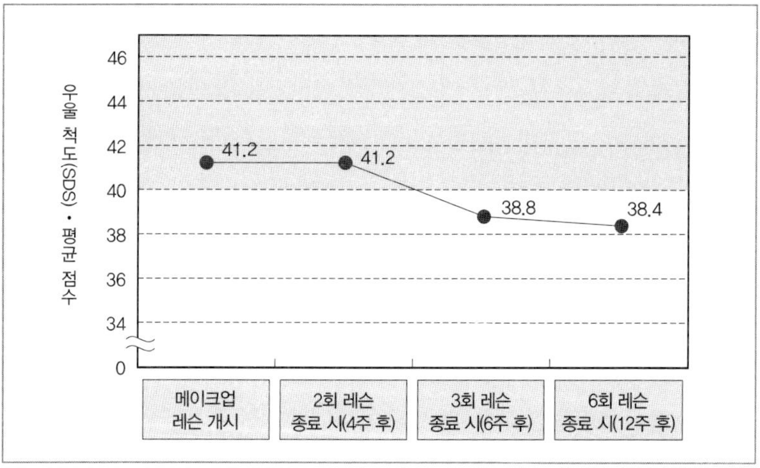

〈그림 4-4〉 3개월간의 메이크업 레슨에 따른 우울 경향의 변화

SDS에서 40점 이상은 가벼운 우울 경향(회색 부분), 48점 이상은 우울증으로 판단한다.
메이크업 레슨으로 본인이 느끼는 우울도가 저하된 것을 알 수 있다.

이 3개월에 걸친 레슨을 통하여 본인이 자각하는 우울 증상이나 갱년기 증상에서 양호한 변화를 볼 수 있었습니다. 참가자 19명의 자기평가 우울 척도(SDS : The Self-rating Depression Scale)의 평균점은 참가 전에 41.2점, 참가 중(3회째 후) 38.8점, 참가 후(6회째 후) 38.4점으로 참가 전에 비하여 저하되었습니다〈그림 4-4〉. 본인이 자각하는 갱년기 증상도 간략판 갱년기 지수(SMI : Simplified Menopausal Index)가 개시 전에는 33.8점이었으나, 종료 시에는 27.7점으로 저하되었습니다. 이 지수를 바탕으로 '갱년기를 잘 보내고 있다'가 25점 이하이므로 몸과 마음이 모두 좋은 상태에 가까워졌다고 판단할 수 있습니다.

레슨 1회째, 3회째, 6회째에는 각 레슨 전후에 우울 경향이나 기분 상태에 대하여 질문지 SDS나 일본어판 POMS(Profile of Mood States)

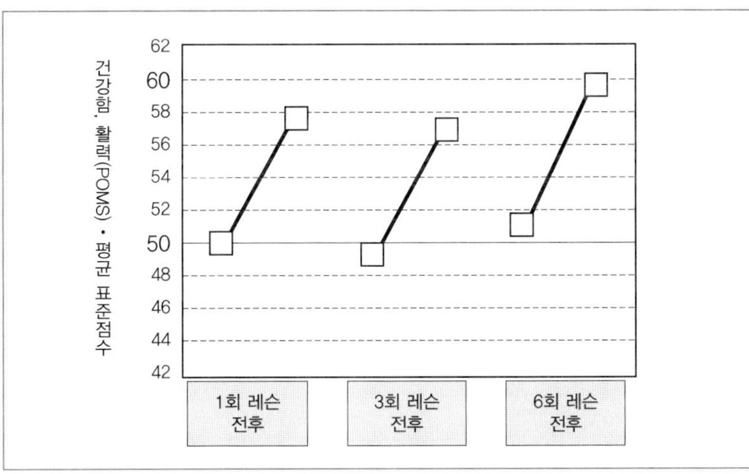

〈그림 4-5〉 메이크업 레슨 전후의 기분 변화

매 메이크업 레슨마다 본인이 느끼는 건강한 기분의 정도와 활력 지수(POMS)가 높아지는 것을 알 수 있다.

간략판을 이용하여 측정하였습니다. 레슨 전에는 높았던 우울 경향 점수가 레슨 후에는 저하되었습니다. POMS에서의 건강함과 활력 지수는 매번 향상되었습니다〈그림 4-5〉. 이와 동시에 타액 속의 스트레스 호르몬인 코르티졸 및 면역 물질인 분비형 면역글로불린A(s-IgA)도 측정하였습니다. 측정을 할 때마다 코르티졸이 저하되고 s-IgA는 상승하여 몸과 마음의 긴장이 완화되고 면역력이 향상되었다는 것을 확인할 수 있었습니다.

이처럼 매회 레슨을 받을 때마다 이러한 변화가 거듭된 것에 주목할 필요가 있습니다. 무엇이든 익숙해지면 처음보다는 덜 즐겁습니다. 물론 내용에 대한 연구도 필요하겠으나, 메이크업 자체가 잘 질리지 않아서 계속적이고 안정적인 효과를 가져오는 특징이 있다고 생각됩니다. 매회 메이크업 레슨을 받을 때마다 이와 같은 심신의 효과를 얻고 집에서도 혼자서 매일 메이크업을 즐길 수 있다는 점이 3개월 후 우울 경향 및 갱년기 증상의 경감에 도움이 되었다고 생각됩니다. 이러한 결과로부터 이 메이크업을 '생기발랄 메이크업'이라고 이름 지었습니다.

화장을 통한 오감 자극의 긍정적 효과

왜 이와 같은 효과가 발생한 것일까요? 지금까지의 연구로부터 화장을 통한 감각 자극의 영향, 표정근의 움직임으로 인한 영향, 겉모습의 변화를 통한 정체성 자각 효과 등을 요인으로 들 수 있습니다. 화장을 할 때에는 촉각, 시각, 후각이 동시에 자극을 받습니다. 이러한 오감 자극은 감정을 활성화시키는 스위치가 됩니다.[16] 또한, 화장할 때 흔히 짓게 되는 표정의 변화도 중요하다고 여겨집니다. 표정은 얼굴 표정근의 움직임이 뇌로 피드백되어 인지된다는 주장(안면 피드백 가설[17])이 있습니다. 화장을 하면서 미소를 짓거나 다양한 표정을 짓는데, 이러한 표정근의 움직임이 뇌로 피드백되어 감정에도 영향을 미치는 것이라고 생각됩니다.[18]

그에 더하여 '생기발랄 메이크업'은 특히 나다움이나 자신의 존재를 증명하는 정체성에 강한 영향을 미친다고 생각됩니다. "사회생활을 하며 나만의 정체성을 드러내기 위하여 메이크업 등으로 외모를 정돈하는 것은 효과적인 연출법이다. 그것은 기술적인 도구일 뿐 아니라 자기표현의 근간이 되는 당사자의 정신적 구조를 형성하는 데 기여한다."라는 분석도 있습니다.[19]

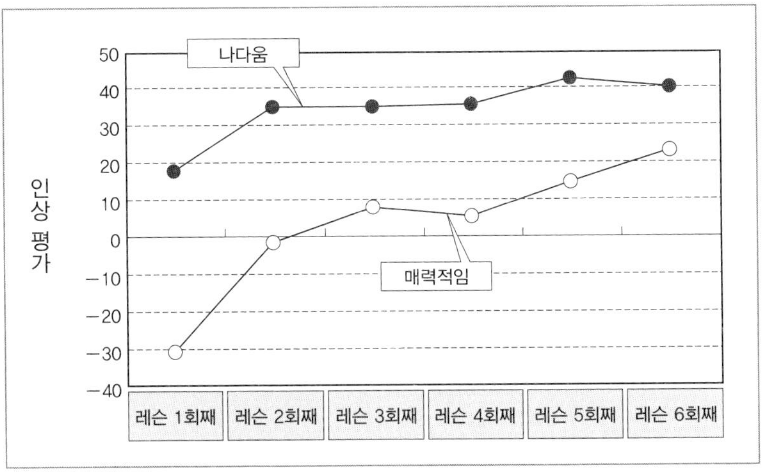

〈그림 4-6〉 스스로 메이크업을 한 얼굴에 대한 인상 평가

50점을 나다움 혹은 매력적임, −50을 나답지 않음 혹은 매력적이지 않음으로 하는 선 위에 해당하는 부분에서 세로로 선을 긋는다. 메이크업 레슨을 거듭하면서 스스로 메이크업을 한 얼굴에 대하여 '나다움이나 매력'을 느끼게 된 것을 알 수 있다.

'생기발랄 메이크업' 연구에서는 혼자서 메이크업을 한 얼굴의 인상에 대하여 매회 레슨에 참가할 때마다 평가하도록 하였습니다. 참가자는 처음에는 자신의 얼굴의 인상에 대하여 조금은 '나다움'이 느껴지나 '불만' 혹은 '매력적이지 않다'고 부정적으로 답하였습니다.

2회째부터는 '만족'과 '매력적이다'는 평가가 증가하였지만 '나다움'에 대한 평가는 크게 변하지 않다가 비로소 5회째에 상승하였습니다 〈그림 4-6〉. 이와 같은 결과를 바탕으로 우리들은 메이크업을 통하여 자신의 얼굴 변화를 받아들이고, 그로써 지금의 자아 정체성을 긍정하고 수용할 수 있게 되었다는 중요한 메시지를 얻었습니다.

왜냐하면 중 · 고령층의 우울 상태는 몸과 마음에 대한 다양한 변화로 야기된 불안과 무력감, 자기 부정의 요소까지 지니기 때문입니다. 나이를 먹으면서 일어나는 얼굴 피부의 형태 변화를 받아들이는 것은 힘든 일입니다. 그러나 메이크업 레슨을 받고 메이크업 테크닉이 점차 익숙해지면 내 손으로 매력적인 얼굴을 만들 수 있다는 체험을 반복하게 되므로 지금의 얼굴을 긍정하고 수용할 수 있게 된다고 생각됩니다.

아로마가 약보다 효과적이기도

우울 증상에 대하여 아로마도 효과적이라고 합니다. 우울증을 앓고 있는 남성 환자 20명을 대상으로 새로 개발한 감귤계의 천연 향료를 맡는 그룹(CF 그룹 12명)과 항우울제를 투약하는 그룹(AD 그룹 8명)으로 나누어 비교한 연구가 있습니다.[20] CF그룹은 겔 타입의 향료를 방에 두고 온종일 그곳에서 지내도록 하였습니다. 기간은 우울 증상이 경감되기까지(4주에서 11주) 계속하였습니다. 정신적 상태를 해밀턴 우울 평가척도(HRSD)와 자기평가 우울척도(SDS)로 측정한 결과, 두 그룹 모두 동등하게 개선되었습니다. 소변의 코르티졸과 도파민의 농도에 대해서도 건강한 남성(20명)과 비교하여 실험 전에는 건강한 남성보다 높은 수치를 보였으나 2주 후에는 대부분의 환자가 표준 범위에 속하였습니다. 그리고 CF 그룹의 수치가 AD 그룹의 수치보다 더 낮았습니다. 자연살해 세포의 활동도 거의 표준 영역에 속하였으며 이 역시 CF 그룹이 더 높았습니다.

면역계 및 내분비계와 우울의 관계는 명확하지 않으나 신경전달물질의 양보다는 조절 기능의 이상이 발단이 되는 경우가 많으므로 이러한 이론은 호르몬 농도와 면역 기능에도 적용이 가능할 것으로 생각됩니다. 이 연구 결과는 우울 상태가 면역계와 신경 내분비계를 비롯한 항상성에 관여한다는 것을 뜻할 뿐 아니라 감귤계의 향료에 항상성의 균형을 개선하는 효과가 있다는 것을 뜻합니다.

건강한 사람을 대상으로 한 연구에 따르면 레몬의 향은 기분을 각성시키는 효과가 있고, 장미꽃의 향기는 진정 효과가 있다고 합니다. 각 향기를 맡은 다음에 '준비, 시작' 신호에 맞춰 버튼을 누르게 하였더니, 레몬 향을 맡은 쪽이 더 빨리 버튼을 눌렀다는 결과가 나와 있습니다.[21] 그리고 '준비'에서 행동을 준비하는데 관련된 뇌의 전위(수반성 음성변동, CNV : Contingent Negative Variation)에서도 뚜렷한 반응을 확인할 수 있었습니다. 우울한 기분을 떨쳐내고 산뜻해지기 위하여 감귤계의 향기를 사용하여 보는 것은 어떨까요?

여기서는 메이크업을 통한 외견의 변화는 정체성의 자각 및 긍정에 영향을 미치고 우울 상태에도 효과가 있다는 내용을 중심으로 이야기 하였습니다. 우울할 때에는 평소보다 밝은색을 사용하여 메이크업을 하거나, 아로마를 사용하는 등 적극적으로 화장의 힘을 이용하여 기분을 조절하시기를 바랍니다. 화장은 자기 자신과의 대화라는 의의를 지닙니다. 화장을 하면 몸과 마음의 소리에 귀를 기울여 지금의 나와 마주할 수 있습니다. 또한, 바라던 모습으로 꾸밈으로써 마음에 좋은 영향을 줄 수도 있습니다. 화장의 힘을 알고 잘 이용한다면 앞으로 큰 도움을 얻을 수 있을 것입니다.

도쿄후지대학교 이나미 가즈에

3

치매

화장 액티비티로 기저귀에서 해방되는 등 큰 효과를 보다

하루 씨(가명, 82세, 경도 뇌혈관성 치매)는 고령자를 위한 복지시설에 입소한 지 얼마 되지 않은 여성입니다. 그녀는 본래 성격이 밝고 사교적이지만 아는 사람 하나 없는 낯선 환경에는 아직도 잘 적응하지 못하고 있습니다. 무슨 일에도 귀찮아하여 결국 아무것도 하지 못한다고 간호 스태프는 살짝 푸념을 흘렸습니다.

'화장을 해 보는 건 어떨까요?'라고 간호 스태프에게 권하여 하루 씨가 화장 액티비티(활동)에 참가하게 하였습니다. 액티비티란 심리 및 복지 케어의 하나로서, 비록 테라피(요법) 정도로 방법이 확립되어 있지는 않으나 케어에 효과가 있다고 생각되는 수법을 가리키는 말로 자주 사용됩니다. 화장 액티비티에 참가한 하루 씨는 뇌폐색 증후군으로 인하여 얼굴 좌우의 표정이 다르고, 안면에 기미(노인반)가 늘어나서 고민이라고 하였는데, 기미에 관해서는 "색이 진해서 거울도 보기 싫다."라고 한탄하였습니다.

자주 상담을 하면서 하루 씨에게 컨실러(기미나 점 등을 가리는 화장품)와 다양한 컬러의 파운데이션을 섞어서 세심하게 피부색을 표현하는 화장을 하여 보았습니다. 화장을 한 후 안경을 쓰고 유심히 자신의 얼굴을 살피는 하루 씨. 자신의 얼굴이 매우 마음에 들었나 봅니다. 그 다음 주부터는 화장 액티비티의 단골이 되셨습니다.

액티비티가 끝나고 자신의 방으로 돌아가면서 "젊은 사람들(스태프)이 자꾸 말을 걸어요."라며 밝게 웃으셨습니다. 침대 옆의 벽걸이 달력에도 잊지 않도록 화장하는 날을 동그라미로 표시하였습니다. 그리고 화장에 익숙해지자 이번에는 주변의 친구들에게도 추천하여 같이 참가하게 되었습니다. 또 그 후 외출을 나설 때 콤팩트를 가지고 다녔다고 합니다. 하루 씨의 경우 오랫동안 중단하였던 화장을 다시 시작함으로써 자기 자신의 용모와 몸단장에 다시금 흥미를 갖게 되었고, 나중에는 자아상의 회복으로 이어지게 되었습니다.

치매라고는 하지만, 복지시설에서 만난 하루 씨는 매우 기운차고 정신이 온전하다는 인상을 주었습니다. 치매라는 진단명을 듣지 않으면 물건을 잃어버리고 길을 잘 못 찾는 것은 건강하고 젊은 사람에게 볼 수 있는 정도라고밖에 생각되지 않습니다. 그러나 그것은 시설이라는 안전하고 한정적인 공간이기 때문에 그렇습니다. 실제로 하루 씨 자신도 남편을 먼저 떠나 보내고 혼자 살 때에는 가스 불 끄는 것을 잊어버린 경험이 있다고 합니다. 그래서 자신감도 완전히 상실하고, 딸 내외도 추천하여 그 복지시설에 입소하였다고 합니다.

살아 있는 사람은 누구나 나이를 먹습니다. 그러나 늙어가는 모습은 절대로 같지 않습니다. 우리들의 개성은 나이, 인생의 경험에 많은 영향을 받기 때문에 나이를 먹을수록 확대된다고 할 수 있습니다. 그렇다면 흔히 말하는 늙음이란 무엇일까요? 그리고 치매란 대체 어떤 병일까요?

건강한 늙음과 병적인 늙음으로서의 치매란?

일반적으로 사람은 오랜 시간에 걸쳐 서서히 전반적으로 늙어갑니다. 어느 날 갑자기 마법처럼 늙어 버리는 것은 아닙니다. 이와 같은 '건강한 늙음'에 대하여 우리는 스스로 적응할 수 있는 힘을 갖추고 있고, 다소 신체적으로 불편함이 있어도 '그 나름대로 잘 대처'하여 일상생활을 영위할 수 있습니다. 현대 일본에서 어느 정도 자립된 생활을 영위하고 있는 건강한 고령자의 비율은 80대 이상에서도 4명 중 3명의 비율을 차지한다고 합니다.[22] 사람이 건강하게 나이를 먹으면 신체 형태상의 노화와 생리 기능상의 노화가 서로 얽혀서 복합적, 종합적인 모습으로 노화가 일어나게 됩니다.

그러나 건강한 늙음이 아닌 병적인 늙음도 있습니다. 그 대표적인 예라고 할 수 있는 치매는 65세 이상 인구의 6~7%가 걸리는 병으로, 연령이 높아질수록 발병률도 상승하는 것이 특징입니다. 치매란 이미 획득한 지적 기능이 뇌의 기질성 장애로 인하여 지속적으로 저하되어 일상생활이나 사회생활을 영위하지 못하게 되는 상태로 정의됩니다. 병이라고 하기보다는 오히려 증후군에 가까운 것으로써 의학적으로 치료하는 동시에 주변적으로 발생하는 증상의 진행을 최대한 막기 위한 생활상의 케어, 즉 복지와 심리에 영향을 주는 환경에 대한 케어가 중요한 질병입니다.

치매 중에서도 알츠하이머병과 뇌혈관성 치매가 대표적이며 일본에서는 치매의 70%가 그 둘 중 하나로 진단됩니다. 모두 뇌의 손상이 관찰되는 기질성의 질병이 배경이라는 점이 특징으로 영상(CT나 MRI)으로 시각적으로 진단할 수 있습니다.

알츠하이머병은 서서히 뇌의 신경이 탈락되고 전체적으로 위축되는 원인불명의 뇌질환으로서 변성 질환의 일종입니다. 뇌혈관성 치매는 뇌의 혈관이 수축하거나(폐색), 파열되는(출혈) 등의 원인으로 말미암아 뇌의 한 부위가 손상되어 무언가 장애가 생기는 질환입니다. 혈관의 문제로 발생하는 병이기 때문에 고혈압, 당뇨병, 고지혈증과 같은 리스크 질환, 쉽게 말해 생활습관병(복합적인 경우는 대사증후군) 예방으로 회피할 수 있습니다.[23]

〈그림 4-7〉[23]에 나타낸 바와 같이 치매의 주요 증상은 기억 장애, 지남력 장애, 추상적 사고 장애입니다.

기억 장애는 소위 말하는 단기 기억 장애가 특징입니다. 즉 새로운 것을 기억하지 못하여 최근의 일을 잊어버리는 일이 자주 발생합니다. 지남력 장애란 시간, 장소, 사람에 대한 인식이 어려워지는 것입니다. 그리고 추상적 사고 장애란 숫자나 단어를 적절하게 사용하지 못하는 것을 일컫습니다.

이와 같은 증상들이 복합되면 약속을 잘 잊어버리고(약속 시간을 착각하는 것이 아니라, 약속을 하였다는 사실 자체를 완전히 잊어버리는 것이 치매의 특징), 요리를 하거나 돈을 관리하는 것이 불가능해지는 등 일상생활에서의 트러블을 계기로 병을 의심하게 됩니다. 본인이

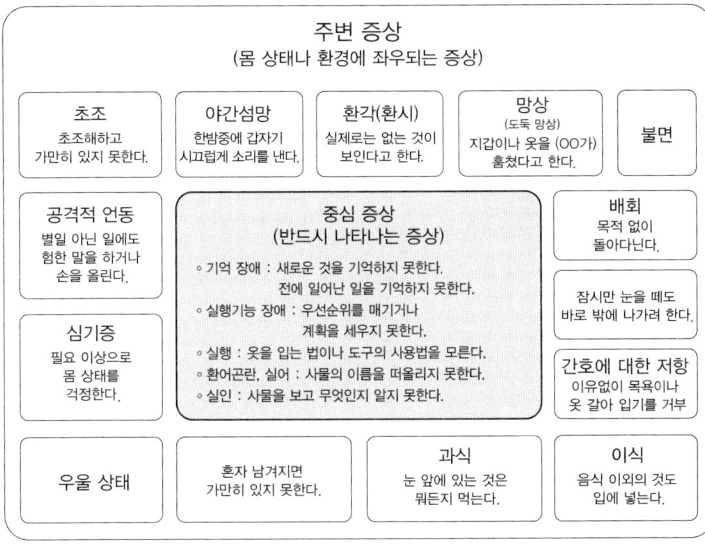

〈그림 4-7〉 치매의 중심 증상과 주변 증상

출처 : 알츠하이머형 치매의 진단 및 치료 매뉴얼[23]에서 일부 개편

'난처한 상황'이라고 자각하는 경우도 있으나, 가족이나 주위의 사람들이 먼저 알아채기도 합니다. 기억력과 판단력도 저하되어 심리적으로 자신감을 잃고 조급해하거나, 정서가 불안정해지고, 과도하게 심각해지는 경우도 있습니다. 행동에 있어서는 대인관계에서의 트러블이 증가하거나, 혼자 집에 틀어박혀 있으려 하거나, 집안일을 하지 못하게 되는 등 생활에 지장을 주는 행동이 증가합니다.

여기서 강조하고 싶은 것은 치매가 후천적인 기억 장애로서 서서히 진행되는 병이기는 하나, 오랫동안 가지고 있던 그 사람 자신의 성격이나 기호, 감정이나 가치관은 유지된다는 사실입니다. 고령자가 치매를 앓으면 가족과의 관계도 정도의 차이는 있겠지만 변할 수밖에 없고,

간호와 같은 새로운 복지 서비스를 받아야 할 필요성도 생겨납니다. 치매 증상은 지금 그 사람의 일부분이지만, 그렇다고 해도 치매를 앓고 있는 사람의 존재나 그 사람의 지금까지 인생을 부정해서는 안 됩니다. 또한, 치매를 간호하면서 가족이나 주변 사람들과의 관계성을 해치지 않는 것이 바람직하다고 할 수 있습니다.

치매에 왜 화장 액티비티가 효과적인가?

수많은 간호 · 복지 서비스 현장에서는 치매 고령자를 비롯하여 간호가 반드시 요구되는 고령자를 대상으로 정용(이발, 면도 등 용모를 정돈하는 관리)과 화장을 실시합니다. 예컨대 생일과 같은 행사나 외출 시, 특별한 날에만 화장을 하는 곳이나 이발 서비스도 같이 하는 곳 등 활동의 형태는 다양합니다. 최근에는 미용 서비스의 일환으로 미용사나 메이크업 아티스트와 같은 미용 전문직에서도 많은 관심을 보이고 있습니다.

언뜻 보기에는 그저 기분전환이나 일시적인 위안 정도로 보일지도 모르겠습니다. 물론 오락 목적으로 이루어지는 액티비티도 적지 않으나, 복지 현장에서 전문가가 해주는 화장은 심리적 케어와 화장 테라피로서의 역할도 담당합니다. 화장 그 자체가 사람과 사람을 이어주는 미디어(매개자)로서의 기능을 한다고 할 수 있을 것입니다〈그림 4-8〉.

화장 액티비티에 대하여 다음과 같은 이점을 생각할 수 있습니다.[24]

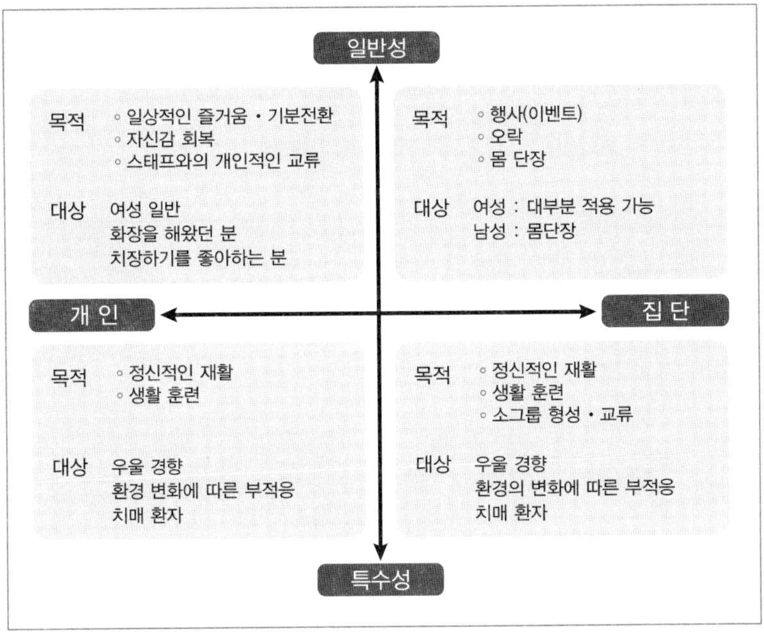

〈그림 4-8〉 화장 액티비티의 실시 대상자와 심리적 케어의 목적

- 여성에게 있어서 화장이나 미용은 일상적인 일로 위화감이나 저항감이 적다.
- 시각이나 촉각, 후각 등의 오감에 직접적으로 가해지는 자극이 풍부하며, 기분 좋은 자극이다.
- 도구 관리 및 실시가 비교적 쉽고, 참가자와 실시자 모두 많이 힘들지 않다.
- 화장 전후, 혹은 그 과정에서의 변화는 누구나 알 수 있을 정도로 뚜렷하여 효과를 실감하기 쉽고 참가자, 실시자, 주변 사람들 사이의 관계 형성이 쉽다.
- 액티비티 종료 후에 참가자 스스로 일상적, 습관적으로 화장을 하기 쉽다.

화장 액티비티의 주요 효과로는 다음과 같은 정신적 · 건강상의 효용을 들 수 있습니다.

- 기분 좋은 감각을 얻을 수 있는 자기 효용
- 대인 교류를 활성화하는 사회적 효용
- 자신감의 회복과 적극성 향상

치매 환자에게 화장 액티비티를 적용하며 화장 자체가 일상적인 일이어서 생소하지 않으며, 쉽게 할 수 있고, 보이는 효과도 뚜렷하며, 어느 정도 계속할 수 있습니다. 특히 시각적으로 변화를 느끼기 쉽다는 점은 본인뿐 아니라 주변에서 간호하는 사람이나 가족에게도 기쁨과 격려가 됩니다.

예컨대 주변 사람들이 그 사람의 변화를 알아채고 "어, 화장하셨어요? 어디 좋은 데 가세요?", "입술색이 잘 어울리네요.", "오늘따라 예쁘신데요."라고 가볍게 말을 건넬 수 있어서 그때마다 사회적인 교류가 발생합니다. 단기 기억에 장애가 있는 당사자라면 '평소랑 얼굴이 다른 이유가 아까 화장을 했기 때문'이라는 시각작인 단서가 있어서 떠올리기 쉽습니다. 이것은 단기 기억에 지장을 받는 치매 환자에게 중요한 이점입니다. 그리고 빈번한 사교적 교류로 사회성이 활발해집니다. 본인은 쑥스러우면서도 기쁘고, 좋은 주목을 받음으로써 자연스럽게 미소를 짓게 됩니다.

치매 고령자는 병이 진행되면서 목욕, 옷 갈아입기, 식사, 배설뿐 아니라 양치질, 머리와 옷매무새를 다듬는 일 등 일상적으로 이루어지는 섬세한 동작도 스스로 하지 못하게 됩니다. 그러한 동작이 불안해지면 비록 간호나 도움을 받지 않는다고 하여도 누군가 곁에서 지켜보아야 합니다. 다른 사람에게 신세를 지지 않으면 아무것도 하지 못하고, 자신의 생각을 잘 표현하지 못하므로 적잖이 자존심에 상처를 받는 것도 당연합니다. 마음먹은 대로 되지 않아서 짜증을 내거나 정서불안을 보이는 경우도 있고 의존적인 경향도 점차 강해집니다. 결국에는 스스로 노력하기를 포기하고 옷차림 따위는 신경 쓰지 않는 지경에 이르기도 합니다. 예컨대 가족이나 시설에서의 간호 스태프에게 '폐를 끼치고 싶지 않다.', '당신 마음대로 하세요.'라는 태도를 보이는 것입니다.

이러한 경향은 치매 환자에게서만 찾아볼 수 있는 것은 아닙니다. 75세 이상, 이른바 후기 고령자는 심신의 불편으로 활동에 제약이 따를 수밖에 없어서 삶의 낙을 잃어버리는 경우가 많습니다. 복지적인 측면에서 이러한 고령자를 원조하는 서비스가 지역적으로 이루어지고 있습니다. 의료적인 케어 외에도 신체 간호 서비스, 데이 서비스나 재활, 작업 요법, 심리적 케어, 환우회, 또 간호자를 위한 가족 모임 등에서 필요한 서비스를 골라서 이용하는 것이 좋습니다. 그 예로 데이 서비스를 받는 그룹에서 이루어지는 화장 액티비티를 들 수 있습니다. 그곳에서는 대상자뿐 아니라 가족, 간호 스태프나 지역 서비스에 관련된 스태프들까지도 함께 활동을 즐길 수 있습니다.

옷매무새를 깔끔하게 정돈하고 멋지게 꾸미고 싶다는 소망을 갖는 것은 여성이 일생을 살며 몸에 익힌 사회적 태도의 일부입니다. 생활자로서 매우 당연한 소망을 일상생활을 통하여 실현할 수 있도록 원조하는 방법 중 하나가 바로 화장 액티비티입니다. 도쿠시마 현의 나루토 병원에서는 간호사를 중심으로 화장 액티비티를 정기적으로 실시하여 일상생활 속에서 자극을 줌으로써 많은 참가자들이 기저귀로부터 해방되는 등 눈부신 성과를 올렸다고 보고하였습니다. 이것은 자존 감정과 사회성의 회복이라는 화장의 효과를 잘 이용하여 일상의 케어로 이어나간 예라고 여겨집니다.

고령자 복지 시설에서의 화장 액티비티

화장 액티비티는 일반적으로 다른 사람이 화장을 해주는 방법(타자 화장)으로 진행됩니다. 몇 번 정도 다른 사람이 화장을 해주면 나중에 혼자서 화장을 하기도 하지만, 대체로 참가자들은 다른 사람이 화장을 해 주는 것을 선호합니다. 타자 화장에서는 실시자와 참가자 사이의 관계도 중요합니다. 한 명당 10분에서 15분에 걸쳐 즐겁게 대화를 나누고 모습을 관찰하며, 참가자들에게 불안감을 주지 않도록 합니다. 화장 액티비티의 진행 예는 다음과 같습니다.

① 관찰 : 먼저 얼굴과 피부의 상태, 건강 상태, 세안과 같은 케어 상태를 보고 만져서 확인합니다. 참가자가 스스로 대답을 하지 못하는 경우에는 스태프를 통하여 확인해 나갑니다. 어떤 화장을 하고 싶은지, 오늘은 어떤 일이 예정되어 있는지 등 화장과 참가자의 생활에 대하여 의견을 교환하면서 시작합니다.

② 정돈 : 스킨케어로 피부의 상태를 정돈합니다. 시설 내의 공기 때문에 거칠어지기 쉬운 피부에 보습 케어를 하고, 얼굴의 상처나 멍이

있으면 적절히 대처합니다. 참가자의 희망에 따라서는 스킨 케어만 하고 마치는 경우도 있습니다.

③ 커버 : 메이크업은 '모노톤 메이크업'과 '컬러 메이크업'의 단계로 나뉩니다. 모노톤 메이크업은 피부의 색을 정돈하고 눈썹을 그리는 것으로 색을 쓰지 않기 때문에 그렇게 부릅니다. 이 단계에서는 기미(노인반)나 다크서클 등 어두운 곳을 컨실러로 연하게 하고 지저분한 눈썹을 정리하여 원래 얼굴 모습이 깔끔해 보이고 단정한 인상을 주도록 합니다. 경험적으로는 데이 케어 이용자는 유행 색이나 자신에게 어울리는 색을 선택하는 경향이 있는 반면, 시설 입소자는 자연스러운 메이크업을 선호하는 경우가 많습니다. 이는 '진하지 않고 수수하게' 라고 다른 입소자의 눈을 의식하기 때문인지도 모르겠습니다. 공통된 점은 아이브로(눈썹 연필)와 컨실러(기미 · 주근깨 등을 가리는 화장품)를 좋아한다는 것입니다. 결점을 보완하고 감추는 화장을 커버 메이크업이라고 합니다.

④ 연출 : 입술과 볼에 색을 입히는 컬러 메이크업의 단계입니다. 다양한 립스틱 중에서 좋아하는 색을 한 가지 고르는 것은 참가자에게는 굉장히 매력적인 작업이라고 할 수 있습니다. 이 단계는 서로의 의견을 가장 활발하게 주고 받습니다. 또한, 화장의 화장다움이 집약되어 있다고도 할 수 있습니다. 여러 가지 색 중에서 내가 좋아하는 색을 하나 고르기 위하여 혼자 고민하거나 실시자와 함께 고르는 것은 액티비티의 백미입니다.

⑤ 확인 : 화장 후의 단계입니다. 블러셔를 다 바른 후 케이프를 풀고 손거울을 건넵니다. 이때 실시자는 무언가 칭찬의 말을 한마디 건네도록 합니다. 종료 후에는 화장 액티비티에 참가하였다는 것을 다른 시설 스태프에게도 알려줍니다. 이렇게 하는 이유는 다음과 같습니다. 스태프가 화장한 참가자에게 "너무 멋져요!"라는 등 가볍게 말을 걸어주면 화장의 사회적 효과가 더 오래 지속됩니다. 치매가 진행된 참가자일지라도 수시로 말을 걸어주면 기분이 고양되기도 합니다. 또한, "화장을 하였으니 쇼핑이라도 나가 볼까요?", "모처럼 화장을 하였으니 잠옷 말고 다른 옷으로 갈아입어 볼까요?" 등 다른 활동으로 유도하기도 쉬워집니다. 그리고 꼼꼼하게 세안하지 못하거나 피부 트러블이 생길 가능성도 회피할 수 있습니다.

고령자에게 잘 어울리는 화장을 선택하는 것이 중요

화장 액티비티는 치매 환자에 대해서도 좋은 효과를 보이지만 풀어야 할 숙제도 있습니다. 평소 메이크업을 하지 않는 남성에게는 거의 효과를 기대하기 어렵습니다. 또한, 치매 여성 중에서도 증상이 많이 진행되어 거울에 비친 내 모습이 누구인지 이해하지 못하는 경우에는 거의 효과를 볼 수 없다고 합니다. 화장을 한 후 거울을 보고 자신의 변화를 알아채는 것을 '셀프 피드백'이라고 하는데, 이러한 참가자들은 피드백을 할 수 없기 때문입니다. 비록 지금의 고령자들의 문화에는 익숙하지 않을 수도 있으나, 이럴 때에는 매니큐어처럼 거울 없이도 스스로 확인할 수 있는 화장품을 사용하는 것이 좋다는 주장도 있습니다. 화장은 자기 자신을 의식하는 일이기도 하지만, 매우 사회적인 일이기도 하므로 자기 자신의 외견의 변화 과정이나 결과에 대하여 거울을 보고 스스로 파악할 수 있도록 하는 것이 화장 액티비티의 심리적 · 사회적 효과 검증을 하는 데 매우 중요합니다.

또한, 치매 환자나 한쪽 마비 환자 등 신체적으로 장애가 있는 분들을 고려하여 사용이 쉽고, 안전하며, 내용물을 오인하지 않을 수 있도록 포장을 달리하는 것도 중요할 것입니다. 화장 용기와 화장 도구 모두 혼자서 손쉽게 쓸 수 있어야 일상적이고 습관적으로 화장을 할 수 있습니다. 예를 들어 병이나 용구는 잡기 쉽고, 잘 미끄러지지 않아야 하며, 뚜껑은 한 손으로 그것도 매우 약하게 힘을 주어도 열고 닫을 수 있어야 합니다. 또 한 번만 펌핑하는 등 사용량이 정확하고, 뚜껑을 열어 놓았을 때 뚜껑이 굴러떨어지지 않아야 합니다. 만에 하나 뚜껑이 느슨하거나, 혹은 뚜껑을 닫는 것을 잊어버리더라도 내용물이 마르지 않는 등 조작성에도 신경을 써야 합니다.

안전성에 대해서는 냄새나 감촉이 좋으면 먹을 수도 있으므로, 만일의 때를 대비하여 안전한 소재를 사용하여야 합니다. 잘못하여 뚜껑을 삼키지 않도록 일부러 크게 하거나, 시설 등에서 많은 사람들이 공동으로 사용하는 것은 위생에 주의를 기울여야 합니다. 특히 피부에 직접 닿는 스펀지나 브러시와 같은 화장 도구의 항균 성능도 좋아야 하고, 쉽게 세정할 수 있어야 합니다. 이와 같은 부분은 이용자 자신의 문제가 아니라, 오히려 미용에 관련된 기업과 제조사의 숙제입니다. 유니버셜 디자인의 관점에서 고령자가 쓰기 좋게 만들면 간호자도 쉽게 사용할 수 있습니다. 화장 도구를 정비하면 고령자와 실시자 모두 편안하고 기분 좋게 화장 액티비티를 할 수 있습니다.

화장을 하고 몸단장을 하는 것은 시각적인 효과를 확인할 수 있는 액티비티입니다. 자기 자신의 존재에 주의를 기울임으로써 다양한 모습 중에서 자신에게 가장 어울리는 것을 선택하고 오래 즐기는 것, 혹은 평소에는 하지 않는 스타일을 즐기는 것, 그것은 특별한 일이 아닙니다. 할 수 있는 부분부터 꾸미는 습관을 '다시' 시작하는 것입니다. 어떻게 꾸밀지에 대한 의견을 교환하는 과정 그 자체를 치매를 앓는 본인과 주위 사람이 모두 즐길 수 있다는 점이 화장 액티비티의 묘미입니다.

4

시세이도 뷰티솔루션개발센터
시라토 마키

출산 전후의 우울증

에스테틱으로 스트레스를 해소하고 면역력을 개선

결혼 3년 차인 32세의 A씨는 이틀 전에 그토록 기다리던 아이를 출산하였습니다. 첫 임신과 출산이어서 불안하기도 하였지만 무사히 건강한 아이가 태어나 너무나 행복했습니다. 그런데 지금은 기분이 이상합니다. 산후의 피로도 아직 풀리지 않고, 모유도 생각처럼 나오지 않아서 유방이 단단하고 아픕니다. 게다가 아이는 울기만 하는데 왜 우는지도 알 수 없어서 마음만 초조합니다. 성실하고 꼼꼼한 성격의 A씨는 앞으로 아이를 잘 키울 수 있을지, 자신이 좋은 엄마가 될 수 있을지 등 첫 육아에 대한 불안이 날마다 커져서 기분이 우울한 것입니다. 그럴 때 입원 중인 병원에서 실시한 에스테틱 마사지를 받아 보았습니다. 그랬더니 몸의 피로가 풀렸을 뿐 아니라 불안한 마음이 옅어지고 이상하게 기운이 솟아났습니다.

증상의 종류와 경중에 개인차는 있지만, 출산 전후에 A씨처럼 심신의 변화를 느끼는 분들이 많을 것입니다. 임신 중과 출산 전후에는 여성 호르몬을 중심으로 한 내분비 환경이 급격히 바뀌는 생리학적인 변화뿐 아니라, 엄마로서의 역할로의 이행 및 남편과 가족과의 관계 변화, 경제적 부담 증대 등 심리적 · 사회적인 스트레스를 많이 받는 탓에 이 시기에 우울증과 같은 정신 장애가 발생하는 분들이 적지 않습니다.

임신과 출산은 여성에게 있어 엄청난 라이프 이벤트라는 것은 굳이 말할 필요도 없겠지만, 동시에 부모와 자식의 관계(모자 관계)의 거점이 되어 아이의 발육과 발달에도 크게 영향을 미칩니다. 이 시기 엄마와 아이의 건강은 평생 건강의 출발점이기도 하여 다음 세대의 주인공인 아이들을 건강하게 키우기 위한 기반이 됩니다. 국가와 NPO(비영리 조직), 관계 기관, 단체, 지방 공공단체 등이 지원하고 추진하는 국민 운동이기도 한 '건강한 엄마와 아이 21'은 21세기 초두의 모자 보건에 대한 중요한 대처 중 하나로서 '임신과 출산에 관한 안전성과 쾌적함의 확보와 불임 지원'입니다. A씨의 에스테틱 사례처럼 임신 중과 출산 전후의 여성의 몸과 마음에 대한 케어는 어느 일정한 기간에만 한정된 문제가 아니라, 장기적인 시각으로 보아도 중요한 의미를 지닌다고 할 수 있습니다.

스트레스를 느끼기 쉬운 임신 기간

임신 중에는 그 경과에 따른 다양한 마이너 트러블(불쾌 증상)이 발생합니다. 예컨대 변비, 빈혈, 요통, 부종, 가슴 두근거림, 답답함 등 신체적인 증상뿐 아니라 출산과 앞으로의 육아에 대한 불안과 같은 정신적 스트레스도 느끼기 쉽습니다. 그러나 지금까지 이런 트러블은 출산

하면 사라진다고 경시되는 경향이 있었습니다.

그러나 최근 연구에서 임신 중 스트레스가 태아 기관 형성의 이상, 조산, 자궁 내 발육부전 등의 원인이 될 가능성이 있다는 것이 밝혀졌습니다.[25] 스트레스로 인하여 당질코르티코이드(부신피질 호르몬의 일종)가 과도하게 생산되고 자궁으로 가는 혈액의 양이 감소하여 태반을 거쳐 태아에게 영향을 준다고 생각되며, 그 결과 저체중, 인지발달장애 등 아이에게 장기적으로 영향을 미친다고 합니다. 또한, 임신 중의 스트레스는 임신과 출산에 대한 임부의 태도와 아이가 출생한 후의 모자 관계에도 영향을 준다고 하므로 임신 중 심신의 건강을 충분히 돌보아야 합니다.

그리고 임신 중에는 호르몬의 변화로 인하여 피부와 모발, 보디 등 미용에서도 변화가 나타납니다. 수도권에 살고 있으며 생후 3년 이내의 아이를 키우는 20대에서 30대 사이 여성을 대상으로 실시한 1999년 시세이도 조사에서는 임신 중 얼굴 피부의 상태 변화 중 '기미 · 주근깨가 두드러졌다'고 답한 분이 45.3%로 가장 많았습니다. 그 외로는 '피부가 자꾸 푸석해진다'(38.7%), '피부가 자꾸 거칠어진다'(36%), '뾰루지가 많이 난다', '피부가 칙칙해 보인다'(34.7%), '화장이 잘 먹지 않는다'(29.3%) 등 다양한 목소리를 들을 수 있었습니다. 또한, 모발에 대해서는 '모발에 윤기가 사라졌다'(41.2%), '모발에 힘이 없다'(29.4%) 등 모질의 변화가 많았고, 이어서 몸매 변화로는 '살이 쪘다'(68.8%) '발이 피로하고 무겁다'(57.5%), '체형이 무너졌다'(55%), '몸이나 발이 잘 붓는다'(50%), '임신선이 신경 쓰인다'(38.8%) 등의 의견도 많았습니다.

우선 무사히 건강한 아이를 출산하는 것이 가장 중요하고 미용은 그 다음이라는 생각이 대부분이겠지만, 이와 같은 미용 면에서의 신경 쓰이는 변화가 임부의 마음을 불안하고 어두워지게 하는 요인이 된다는 점은 부정할 수 없습니다. 따라서 이러한 미용 트러블의 원인과 구체적인 대응 방안 등 올바른 정보와 대처가 필요합니다.

몸과 마음의 균형이 무너지는 산후

산후에는 몸과 마음에 엄청난 스트레스를 받게 됩니다. 특히 분만 직후에는 호르몬이 급격하게 변화하고 신생아에게 수유를 하기 때문에 생활리듬도 변화하여 심신의 상태의 균형이 무너지기 쉽습니다. 이 시기의 대표적인 증상으로는 마터니티 블루라고 하는 것이 있습니다. 불면, 우울, 불안, 초조와 같은 기분의 증상에서 두통, 권태감, 식욕부진과 같은 신체의 증상까지 다양하게 나타납니다. 마터니티 블루는 출산 직후 며칠간 지속하며, 10일 정도 지나면 자연스럽게 사라지는 경우가 많으므로 증상이 가벼우면 특별히 치료를 할 필요까지는 없다고 합니다.

그러나 마터니티 블루의 배경에는 사회적인 요인과 가정환경, 본인의 성격 등 다양한 요인이 연관되어 있으며, 이들 배경 요인에 따라서는 산후우울증으로 발전하는 경우도 있습니다.[26] 그리고 산후우울증을 앓는 엄마에게서 자란 아이는 그 후로도 오랫동안 악영향을 받는다는 주장도 있어서[27], 산후우울증의 예방과 조기 발견이라는 뜻에서도 마터니티 블루를 경시해서는 안 됩니다.

앞서 소개한 생후 3년 이내의 아이를 키우는 여성을 대상으로 한 조사에서 산후에 겪은 미용상의 변화를 여쭤보았습니다. 얼굴 피부에 대해서는 '기미 · 주근깨가 두드러지게 되었다'(46.8%), '피부가 칙칙해 보인다'(41.8%)는 임신 중일 때와 다름없이 많은 부분을 차지하였지만, 이와 더불어 임신 후에는 '피부에 탄력이 사라졌다'(38%)는 변화도 느낀다고 합니다. 모발에 대해서는 '머리가 많이 빠진다'가 65.8%로 가장 많았고 이어서 '모발에 윤기가 사라졌다'(54.4%)는 고민도 많은 분들이 느끼는 변화입니다. 보디에서 대해서는 '몸매가 무너졌다'(74.2%)가 가장 많았고 '가슴이 처진다'(61.4%), '어깨가 잘 뭉친다'(48.2%)는 목소리도 많았습니다.

이와 같은 변화에 대하여 무언가 대처를 해야겠다고 생각하지만, 산후에는 대부분의 시간을 육아에 할애하기 때문에 자신을 돌보는 시간을 만들기 어려워집니다. 때로는 배우자나 가족의 협력을 얻어서 잠시라도 육아에서 벗어나서, 예컨대 미용실에서 전문가의 손을 빌려 자기 자신을 돌보는 시간을 보내는 것도 아이를 키우는 여성이 즐겁게 생활하고, 육아를 계속하기 위하여 중요합니다.

쾌적하고 만족스러운 임신 · 출산 · 육아를 위하여

2008년에 일본에서 합계한 특수 출산율은 2차 베이비붐 세대의 출산기의 정점과 맞물려서 1.37이라는 약간의 회복세를 보였으나, 저출산 경향은 계속되어 임신 · 출산은 보다 귀중한 라이프 이벤트가 되었습니다. 산부인과 의사 부족이 문제가 되고 있지만, 의료의 진보와 발전으로 임신 · 출산의 위험이 저하되고 안전해진 오늘날에는 퀄리티 오브 라이프(생활과 삶의 질, QOL)의 향상이 요구되고 있습니다. 그리고 안전성을 최우선으로 따지면서 획일적인 의료나 사회적인 대응에 불만을 갖고, 더욱 주체적이고 만족스러운 임신 · 출산 · 육아를 원하는 여성이 늘고 있습니다.

패션, 치장, 취미, 취향에 대해서도 가능한 지금까지의 라이프 스타일을 고수하면서 이 시기를 긍정적으로 즐기고 싶다는 여성이 많아졌습니다. 그 한편으로는 앞서 말한 바와 같이 생리적인 변화로 말미암아 미용에 있어서도 신경 쓰이는 변화가 많이 일어나기 때문에 임신 중 · 출산 전후의 여성 중 다수가 이 시기의 변화에 대응한 정보와 상품, 안심할 수 있는 서비스를 요구하고 있습니다. 이와 같은 바람에 답하여 최근에는 출산 전후용 화장품이나 영양제와 같은 상품이 출시되었고, 에어로빅이나 요가 프로그램, 에스테틱 등을 마련한 산부인과 시설, 관련 시설 등도 증가하고 있습니다. 그러나 아직 그녀들의 니즈를 충분히 만족할 수 있는 정도는 아닙니다.

특히 에스테틱에 관해서는 대부분이 출산 직후의 여성을 대상으로 하고 있고, 임부를 대상으로 하는 것은 아직 적습니다. 일반 살롱에서는 임신을 이유로 시술을 거절하는 케이스도 많다고 합니다. 임신 전에 에스테틱 살롱에 다니던 여성이라면 이 역시 스트레스가 될 것입니다. 에스테틱은 정말로 임산부에게 알맞지 않은 것일까요? 그래서 우리들은 출산 전후의 여성을 대상으로 하는 에스테틱을 개발하여 병원과의 공동 연구로 그 결과에 대하여 검증함으로써 에스테틱의 안전성과 더불어 임산부에게 미치는 다양한 좋은 효과를 확인할 수 있었습니다.

출산 전과 후의 에스테틱으로 스트레스 및 면역 지표가 개선

최근에는 에스테틱을 마련한 산부인과 시설도 증가하고 있는데, 그 대부분이 출산의 피로를 풀어준다는 의미로 출산 직후의 여성을 대상으로 합니다. 에스테틱의 효과에 대한 검증 대상 또한 마찬가지입니다. 임신 중에도 다양한 트러블이 다발하므로 몸과 마음을 돌보아야 한다는 이야기는 앞에서도 한 바 있습니다. 특히 절박조산이나 다태임신(역 : 둘 이상의 태아를 동시에 임신한 상태) 등으로 안정 상태가 요구되어 입원 중의 임산부라면 심신 케어를 고려해야 합니다. 임부 자신의 증상뿐 아니라 뱃속에 있는 아이의 건강 상태에 대한 염려, 바라오던 마터니티 라이프를 보내지 못하는 것에 대한 스트레스 등 심리적인 불안과 스트레스는 클 수밖에 없습니다.

우리는 임산부를 위한 에스테틱 마사지를 개발하고 병원과의 공동연구로 입원 중인 임산부를 대상으로 에스테틱의 효과를 검증하였습니다. 절박유산과 절박조산 등의 원인으로 입원 중인 임산부 중 담당의사의 허가와 본인의 동의를 얻은 30명(평균 연령 34.2세 / 평균 임신주기 28.4주)의 협력을 얻었습니다. 이분들에게 페이셜 또는 풋 중 한 가지의 에스테틱을 45분간 실시하여 몸과 마음에 미치는 영향에 대하여 조사하였습니다(권두 4번 그림).

그 결과 에스테틱 전후로 임부의 혈압 저하, 스트레스 지표인 타액

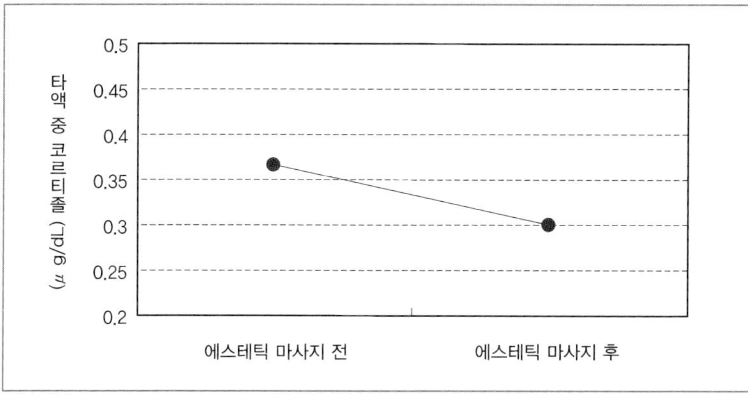

〈그림 4-9〉 임부의 에스테틱 마사지 전후의 타액 중 코르티졸 수치(스트레스 지표)의 변화

타액 중 코르티졸이 감소하여 스트레스가 저하된 것을 알 수 있다.

중 코르티졸의 감소〈그림 4-9〉, 면역 지표인 타액 중 분비형 면역글로불린A(s-IgA)의 증대〈그림 4-10〉와 더불어 기분의 개선과 불안 감소가 확인되었습니다. 이는 입원 중인 임부를 밝고 건강하게 하는 데 에스테틱이 유용하다는 것을 시사합니다. 동시에 의사, 조산사와 같은 의료 종사자의 관리하에서의 임부와 태아에 대한 에스테틱의 안전성이 확인되었습니다.[28] 실제로 테스트에 참가한 임부로부터 '에스테틱을 통하여 긴장이 완화되었고, 뱃속의 아기에게도 그것이 전달된 것 같아서 기쁘다', '장기간의 입원으로 기분이 자주 침울해졌는데 에스테틱을 받고 기분전환이 되었다' 등의 목소리를 들을 수 있었습니다. 여기서 소개한 것은 한 번의 에스테틱으로 본 효과이지만, 해외에서는 임부를 대상으로 한 마사지 테라피의 장기적인 효과에 대해서도 보고되었습니다.[29] 앞으로는 에스테틱을 지속적으로 실시하였을 때 임부나 아이에게 미치는 효과도 검증하고자 합니다.

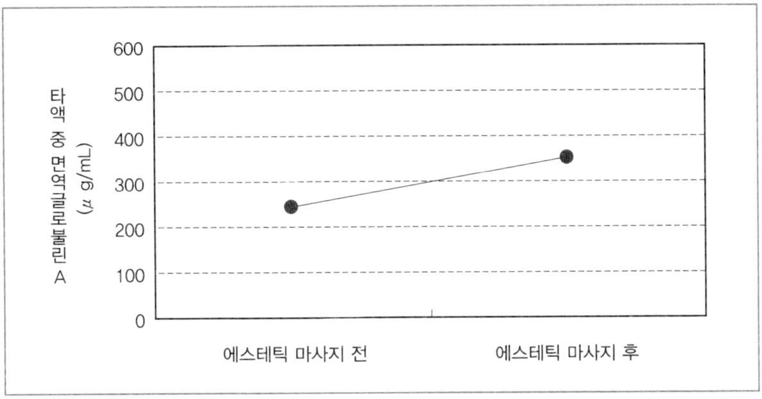

〈그림 4-10〉 임부의 에스테틱 마사지 전후의 타액 중 분비형 면역그로불린A 수치 (s-IgA, 면역지표)의 변화

타액 중 분비형 면역글로불린A가 증가하여 면역이 향상된 것을 알 수 있다.

그리고 같은 시기에 우리들은 입원 중인 출산 직후의 여성 38명(평균 연령 32.7세)의 협력을 얻어 출산 직후의 여성에 대한 에스테틱의 효과에 대해서도 검증하였습니다. 그중 출산 경험이 없는 임산부는 20명, 출산 경험이 있는 임산부는 18명(정상 분만 33명, 겸자 분만 1명, 제왕절개 4명)이었습니다. 임부의 경우와 마찬가지로 심박수 감소와 타액 중 코르티졸의 감소, 타액 중 s-IgA의 증대, 기분의 개선과 불안 감소 등을 볼 수 있었습니다. 그 밖에 출산 직후의 여성만을 대상으로 실시한 마터니티 블루의 정도를 나타내는 'Stein의 자기 질문표'[30]와 유아에 대한 감정을 나타내는 대유아 감정 척도[31]의 결과로부터도 마터니티 블루의 개선, 유아에 대한 부정적인 감정의 감소와 긍정적인 감정의 증대와 같은 변화를 확인할 수 있었습니다.

실제로 참가해주신 출산 직후의 여성분들로부터 "출산으로 피로하였는데 에스테틱을 받아서 기분이 매우 좋았다.", "수면 부족과 수유로

지친 몸을 달래니 다시 기운을 낼 수 있을 것 같다." 등의 이야기를 들려주셨습니다. 이와 같이 에스테틱이 출산 직후 여성의 마음을 밝게 하고 아이를 대하는 마음을 긍정적으로 하는 등의 큰 효과를 보이는 것을 확인할 수 있었습니다.[32]

임신, 출산, 그리고 육아를 마음껏 즐기기 위하여

우리들은 앞서 소개한 연구 성과를 널리 활용하고자 공동 연구를 진행한 동경 미나미아자부에 위치한 아이이쿠병원(사회복지법인 보시아이이쿠카이 종합모자보건센터 아이이쿠병원)에서 실시하고 있는 '남편과 함께 하는 출산 준비반'에서 임신 8개월째의 부부를 대상으로 '예비 아빠가 예비 엄마에게 해주는 발 마사지 강습'을 열었습니다〈권두 4번 그림〉.

이 강습을 통하여 남성도 할 수 있는 간단한 마사지를 소개하였습니다. 참가해 주신 남편 중 대부분이 처음으로 하는 마사지에 당황스러워 하였으나 서툰 손놀림으로도 열심히 참여해 주셨고, 이를 보는 아내가 조금은 걱정스러워하는 모습에 절로 흐뭇해지는 시간이었습니다. 그중에서도 자택에서 할 때의 주의점 등을 자세히 질문하시는 적극적인 남편도 있었습니다. 아내들로부터는 "기분이 너무 좋았다.", "집에서도 꼭 해주었으면 좋겠다."라고 하는 목소리가 많았습니다. 발의 붓기가 경감되고 긴장과 스트레스가 해소된 것은 물론, 마사지를 통한 부부의 접촉은 육아에 대한 커뮤니케이션의 기회가 되기도 합니다.

저출산 시대인 오늘날에 임신, 출산, 육아에 대하여 본인과 가족도 모르는 점이 많고 불안한 것은 당연한 일입니다. 첫 임신이라면 더더욱 그럴 것입니다. 평소에 서로 대화를 나누고 출산 전후의 몸과 마음의 상태를 서로 이해하는 것이 좋지 않을까요? 그리고 주위의 사람들은 임부와 육아 중인 여성에 대하여 배려심을 갖고 대하여야 할 뿐 아니라, 솔선하여 도우려는 자세를 보임으로써 언제라도 편하게 도움을 요청할 수 있도록 하여야 한다고 생각합니다. 가족이나 가까운 사람뿐 아니라 지역과 사회에서도 남 일이라 생각하지 말고, 임신과 육아 중인 여성을 모든 면에서 적극적으로 조력하여야 합니다.

긴 인생 중에서 한정된 시기에만 몇 번, 그것도 여성만이 경험할 수 있는 임신과 출산, 육아를 마음껏 즐기고, 주변에서도 그럴 수 있도록 도와야 합니다. 여기서 마사지와 같은 구체적인 수단이 고민을 해결하고 커뮤니케이션을 하는 데 도움이 될 것이라고 생각합니다. 그리고 어머니가 밝고 즐거우면 미래의 주인공인 아이들의 발육과 성장에도 반드시 좋은 영향을 미칠 것입니다.

5

시세이도 고객 · 사회릴레이션부
사계하시 요시노리

백반증, 반점, 상처

파운데이션으로 커버하여 불안을 해소하다

백반, 반점, 상처 등 피부에 지워지지 않는 얼룩이 있는 분들은 마음까지 멍들어 있는 경우가 많습니다. 다른 사람의 시선을 신경 쓰게 되고 그것이 심리적인 부담으로 작용하기 때문입니다. 특히 증상이 얼굴에 있으면 그것은 대부분 커다란 심적 부담으로 이어져서 밖에 나가는 것조차 꺼리게 됩니다.

얼굴에 엄지손가락만큼 큰 백반이 있는 대학생 A씨. 스무 살 한창 꾸밀 나이에 증상이 나타났습니다. 부모님과 언니에게는 백반이 없는데 '왜 나만' 그런 건지 매우 불안해졌습니다. A씨는 빨리 치료해야겠다고 마음먹고 병원을 방문하였지만, 의사로부터는 "백반은 잘 낫지 않습니다. 원인도 잘 모르고, 치료법도 없습니다. 끈기를 갖고 바르는 약을 쓰는 치료를 계속하여 봅시다."라는 말만 돌아왔습니다. '낫지 않을 수도 있어. 더 크게 번지면 어떡하지?'라고 A씨는 엄청난 충격을 받았습니다. 증상이 나타난 후부터는 다른 사람들이 자신의 백반을 보고 있는 것 같은 시선을 강하게 느꼈고, 어느새 무의식적으로 머리를 내려 감추고 있었습니다. '보지 마!'라고 마음속으로 외칠 뿐이었습니다.

백반증에 걸린 A씨는 잘 낫지 않는다고 하는 치료상의 불안뿐 아니라 다른 사람이 보고 있다는 생각에 심리적인 불안까지 커져서 아르바이트를 그만두고 학교에도 잘 나가지 않게 되었습니다. A씨는 백반 치료에 대하여 인터넷으로 조사하던 중 우연히 백반을 커버하는 파운데이션이 있다는 것을 알게 되었습니다. 일반적으로 사용하는 파운데이션과 달리 사용법에 조금 요령이 필요하기는 하였지만, 생각 이상으로 자연스럽게 커버할 수 있어서 심리적인 불안이 해소되고, 지금은 평소처럼 생활하고 있습니다.

인구 1%에게 나타나는 백반증

A씨에게 발병한 백반증은 멜라닌 색소를 생성하는 멜라노사이토라고 하는 세포가 없어지면서 발생하는 후천성의 질병으로, 인구의 약 1%에게서 나타난다고 합니다. 영유아에서 고령자까지 연령에 상관없이 나타나며, 남녀에 차이는 없다고 합니다. 그 원인으로는 자기면역 이상에서 기인하였다는 주장과 무언가 신경인자 분비 이상에서 기인하였다는 주장 등이 있으나 아직 명확하게 밝혀지지 않았습니다. 백반의 치료법으로는 스테로이드제를 쓰는 외용 요법과 자외선 치료(PUVA요법, 내로우 밴드 UV요법 등) 등이 있습니다. 그러나 충분한 효과는 기대하기 힘들다고 합니다. 그래서 의료현장에서도 의학적인

치료에 더하여 메이크업 화장품이나 셀프 태닝제 등을 써서 백반을 커버할 것을 권하고 있습니다.[33]

반점 완치에는 시간과 비용이 든다

백반증 외에 피부색의 변화를 수반하는 질환으로는 '반점'을 들 수 있습니다. 반점은 크게 '푸른 반점'과 '붉은 반점'으로 나뉩니다.

푸른 반점의 대표적인 질환은 '오타모반'입니다. 오타모반은 멜라노사이토가 진피에서 이상 증식하는 질환으로 이마나 눈 주위, 볼, 코, 귀에 나타나는 경우가 많고, 보통 얼굴의 한쪽에만 발병한다고 합니다. 출생 후 바로 나타나는 경우가 많으나 사춘기나 성인이 된 후에 발병하기도 합니다. 질환 부위는 파란색, 보라색, 검은색이 섞인 것 같은 색을 띱니다. 레이저 치료를 적용하는데 질긴 고무로 때리는 것 같은 통증을 동반합니다.

붉은 반점의 대표적인 질환은 '혈관종'입니다. 혈관종은 진피의 모세혈관이 이상 증식하는 질환으로 혈액 속의 적혈구가 피부 위로 비쳐서 붉게 보입니다. 혈관종의 치료에도 레이저 치료를 적용합니다. 푸른 반점과 붉은 반점에는 주로 레이저 치료가 이루어지는데 통증을 동반할 뿐 아니라 경제적으로도 부담이 되고 완치되기까지 시간도 걸립니다. 그래서 현재에는 화장품으로 커버하는 것을 권하고 있습니다.

파운데이션으로 백반을 커버하다

화장품으로 백반이나 반점 등을 커버하는 것은 다른 사람이 보지 않았으면 좋겠다는 심리적 불안과 부담을 더는 데에도 매우 효과적입니다. 그러나 지금까지의 커버용 화장품은 두텁고 부자연스럽게 표현되거나 사용법이 복잡하였습니다. 그래서 이러한 결점을 해결하기 위하여 우리는 오랜 화장품 연구를 토대로 빛의 투과와 산란 특성, 분체와 폴리머의 특성을 응용한 파운데이션을 개발하였습니다.

백반 부위를 커버하는 화장품은 메이크업 화장품과 셀프 태닝제(디하이드록시아세톤 배합 화장품)로 크게 두 가지로 분류됩니다. 백반 부위의 피부색은 건강한 부위와 크게 차이가 나므로 일반적인 메이크업 화장품으로는 충분히 커버할 수 없습니다. 피복력을 높인 위장 파운데이션도 개발하였으나 두텁고 부자연스러우며, 여러 가지 색의 파운데이션이 필요하고, 색이 맞지 않는 경우에는 몇 가지의 색을 겹쳐서 발라야만 하는 등의 결점이 있었습니다. 한편 '구릿빛 피부'를 연출하기 위하여 개발된 레저용 셀프 태닝제를 응용하여 멜라닌 색소가 소실된 부위를 착색하는 방법도 있으나 이 방법에도 숙제가 있습니다. 셀프 태닝용 디하이드록시아세톤은 각질층의 단백질과 공유결합을 하여 담황색으로 발색되는데 한번 착색되면 약 4~6주 동안 착색이 지속되어 간단히 씻어낼 수 없습니다. 그리고 색이 정착되기까지 시간이 걸리고, 건강한 피부와 색을 맞추는 것도 어려워서 너무 진하게 착색되면 오히려 더 눈에 띄기도 합니다.

그래서 우리들은 백반에만 도포하는 부분용 유성 리퀴드 타입의 파운데이션을 개발하였습니다. 우선 백반 환자의 병변 부위의 피부색을 측정하여 병변 부위와 건강한 부위의 피부색을 광학적으로 연구하는 것부터 시작하였습니다. 그리하여 멜라닌 색소와 거의 유사한 광학 특성을 지닌 분체를 찾아내어 파운데이션에 배합하였습니다. 새로운 타입의 커버용 파운데이션은 한 가지 색으로 갈색 피부에서 새하얀 피부까지 많은 환자분들의 피부색에 대응합니다.

화장으로 백반 환자분들의 퀄리티 오브 라이프(생활과 삶의 질, QOL)가 향상되는 것은 경험상으로도 알 수 있지만, 과학적으로 평가한 에비던스(과학적 근거)는 없었습니다. 그래서 동경의과대학 피부과와 도호대학 피부과 등의 협력을 얻어 23명의 백반증 환자분들에게 이 커버용 파운데이션으로 얼굴의 백반 부위를 커버하였을 때의 QOL을 조사하였습니다.[34] 질환별 QOL 척도인 'Skindex-16'이라고 하는 지표를 이용하여 커버용 파운데이션을 사용하기 전의 상태와 미용 기술자가 환자분들에게 어드바이스를 한 다음 환자분들이 2주 동안 혼자서 파운데이션을 사용하여 메이크업을 하였을 때의 상태를 비교하였습니다.

그 결과 Skindex-16 중 '감정(심리 상태)', '기능(사회 관계)', '종합'이 크게 개선된 것을 확인할 수 있었습니다〈그림 4-11〉. 이 결과로부터 메이크업으로 외견에 관한 심리적 불안이 해소되고, 사회관계가 개선될 뿐 아니라 종합적인 자기 평가까지도 향상된다는 것이 밝혀졌습니다.

또한, 화장의 만족도에 대하여 VAS법이라고 하는 방법을 사용하여 조사하였습니다. VAS법은 0점과 100점을 양끝으로 한 직선 위에 만족도를 나타내는 임의의 위치에 세로로 선을 긋는 수법으로 수치가 높을

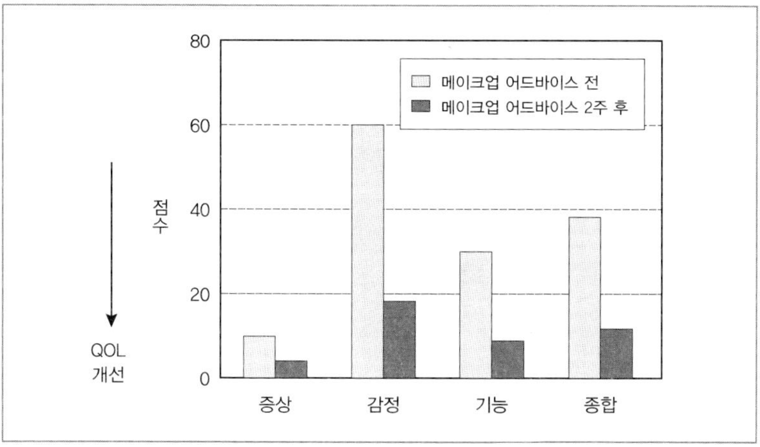

〈그림 4-11〉 백반증 환자에게 메이크업 어드바이스를 하였을 때의 Skindex-16 점수의 변화

메이크업 어드바이스를 하기 전에 비하여 메이크업 어드바이스를 받고 2주간 계속 사용한 후의 QOL 개선을 확인할 수 있다. Skindex-16은 피부질환으로 인한 불편함을 측정하는 QOL의 척도이다. 질환의 상태를 나타내는 '증상', 질환에 따른 심리 상태를 나타내는 '감정', 질환에 따른 사회활동 상태를 나타내는 '기능', 종합적인 상태를 나타내는 '종합' 으로 이루어진다. 점수 0은 건강한 상태를 나타내며, 수치가 낮을수록, QOL이 높다.

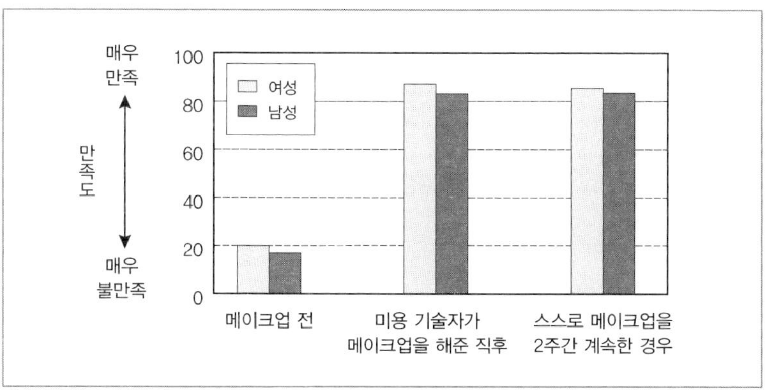

〈그림 4-12〉 백반증 환자에게 메이크업 어드바이스를 하였을 때의 만족도 변화

미용 기술자가 메이크업 어드바이스를 한 후에 만족도가 상승하고, 그 후 환자 스스로 2주간 사용한 후에도 만족도가 높은 것을 알 수 있다. 그리고 남녀 환자 모두 비슷한 정도의 만족도를 보였다.

수록 만족도도 높아집니다. VAS법에서도 미용 기술자가 메이크업 어드바이스를 한 직후에 상승을 볼 수 있었고 이후 환자분이 혼자 2주 동안 사용한 후에도 유지되었습니다〈그림 4-12〉. 남녀 환자분 모두 같은 정도의 만족도를 얻었고, 화장이 익숙하지 않은 남성도 계속하여 충분히 사용할 수 있습니다. 이러한 데이터로부터 백반 부위를 메이크업으로 잘 커버하는 것은 환자분의 QOL 향상에도 중요한 역할을 한다는 것이 밝혀졌습니다.

홍반을 파운데이션으로 커버

홍반에도 파운데이션을 이용한 커버는 효과적입니다. 전신성 홍반성낭창과 같은 루푸스(교원병)는 얼굴, 손, 팔 등에 경계가 뚜렷한 홍반이 생기는 피부 질환입니다. 만성이라 잘 낫지 않는 데다가 다른 사람에게 보이는 부위에 잘 발생하여 정신적인 고통이 큰 질병입니다. 도호대학 사쿠라병원 피부과의 협력을 얻어 16명의 루푸스 환자분의 얼굴의 홍반에 커버용 파운데이션을 사용하게 한 결과, 남녀 환자들로부터 얇고 간단하게 색조 보정이 가능하여 충분히 계속 사용할 수 있다는 평가를 받았습니다. 백반의 경우와 마찬가지로 앞서 말한 Skindex-16을 통한 QOL을 조사한 결과에서도 QOL이 향상되어서 화장이 QOL 향상의 수단이라는 것을 알 수 있었습니다.

백반과 반점 같은 색소이상증은 생명에 직접적인 영향을 미치지 않는 질환이므로 의료현장에서도 뒷전으로 밀리는 것이 현재의 상황입니다. 그러나 치료를 하여도 깨끗이 낫지 않고, 다른 사람들이 바라보는 시선이 굉장히 신경 쓰여서 불안함 때문에 건강한 생활을 보내는 데 큰 지장을 주는 것도 사실입니다.

이번에 소개한 바와 같이 백반과 반점처럼 깊은 피부 고민을 가진 분들에 대하여 메이크업으로 QOL이 향상되었다는 것이 임상연구를 통하여 증명되었습니다. 실제로 메이크업을 받은 분들로부터 "두터운 화장이 얇고 자연스러워져서 얼굴을 보이는 데 자신감이 생겼습니다.", "화장을 할 수 있어서 기분도 밝아졌습니다.", "사람들이 모여 있는 장소에도 외출할 수 있게 되었습니다.", "오랜만에 예전 얼굴을 되찾았습니다." 등 수많은 기쁨의 목소리를 들려 주셨습니다.

이와 같이 메이크업은 의료만으로는 해결할 수 없는, 보다 잘살기 위한 마음의 영역을 해결하는 힘을 지닙니다. 이 영역의 연구는 아직 충분하지 않습니다. 앞으로 의료 분야에서 화장의 힘이 더욱 검증되어 한 명 한 명의 QOL 향상에 도움이 되는 정보가 많은 분들에게 전달되기를 기대합니다.

6

시세이도 리서치센터 하리야 다케시

민감성 피부, 아토피성 피부염

아로마와 메이크업으로 마음을 가볍게

A씨는 20세의 여대생입니다. 유아기부터 심한 아토피성 피부염을 앓은 A씨의 온몸에는 피진이 퍼져서 스테로이드 연고를 바르고 알레르기 약을 먹으며 치료하고 있습니다. 우리 연구 그룹(요코하마 시립대학 의학부 피부과 '이케자와 젠로 교수'와 시세이도의 공동 연구팀)은 A씨의 동의를 얻어 평소의 투약 치료는 바꾸지 않되, 야간에 릴랙스 타입의 아로마를 베갯맡에 두고 자도록 협력을 얻었습니다. 4주간 향기를 맡으며 A씨의 수면의 질이 뚜렷하게 개선되고, 피진의 점수 특히 밤에 가려워서 긁은 흔적(소파흔)의 임상 점수가 현저하게 저하되었을 뿐 아니라, 아토피성 피부염의 중증도와 상관 있는 말초 혈액의 호산구(백혈구의 일종)도 저하되었습니다.[35] 2주마다 외래로 A씨의 피진을 살피면서 '아로마'가 아토피성 피부염의 치료 보조 효과가 있다고 확신하기 시작하였습니다.

릴랙스 타입의 아로마가 아토피성 피부염의 치료 보조 효과를 지니고 있음을 발견하기 전에 우리들은 아토피성 피부염과 '마음'의 상태(스트레스)가 관련되어 있다는 주제의 연구를 진행하였으므로 우선 그 내용부터 소개하겠습니다.

아토피 환자의 마음과 피부 상태는 밀접하게 관련되어 있다

현대 사회에는 이른바 스트레스 관련 질환, 예컨대 스트레스성 위염이나 위궤양, 과민성 대장염 등이 증가하고 있으며, 알레르기성 질환 역시 그 한 가지로 여겨집니다. 피부과 영역에서도 아토피성 피부염과 심상성건선과 같은 피부 질환이 심신의 스트레스로 인하여 악화된다는 것이 예전부터 알려져 왔습니다. 그러나 아토피성 피부염 환자의 피부 상태가 심리적 · 신체적인 스트레스로 인하여 악화된다고 임상적 혹은 경험적으로 알려져 있음에도 불구하고, 체계적으로 이들 현상을 검증한 연구보고는 저희가 아는 바로는 없었습니다.

그래서 우리들은 피진의 상태를 점수로 표현하기 위한 피부생리 바로미터로서 경표피 수분증발량과 각질층의 장벽 기능의 지표인 TEWL (Trans Epidermal Water Loss), 피부의 각질층의 촉촉한 정도를 나타내는 각질층 컨덕턴스, 피부 표면의 산성도, 배양을 통한 상재균 수 등을 측정였습니다. 그리고 이와 동시에 심리 테스트를 실시하여 위의 피부과학 지표와 '마음'의 관련성을 조사하였습니다. '마음'의 상태에 비중을 둔 질문지는 임상심리학이나 정신의학 등 임상현장을 중심으로 자

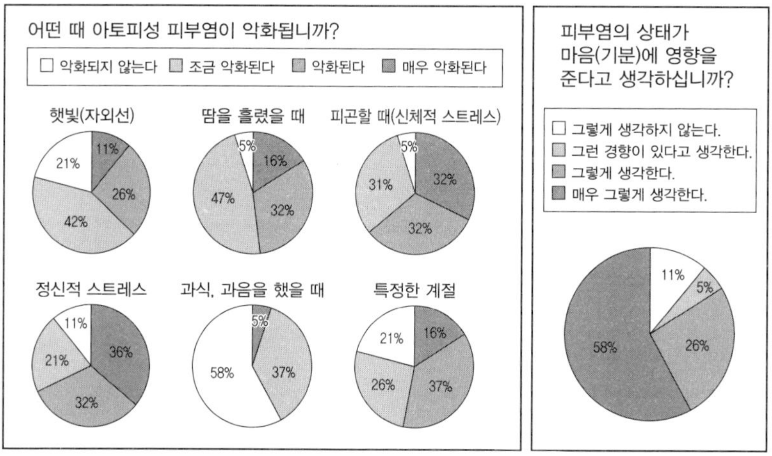

〈그림 4-13〉 아토피성 피부염 환자에 대한 설문조사 결과

심리 상태와 피부염의 상태가 상호 연관되어 변동한다는 점을 알 수 있다.

주 사용되는데, 우리들은 신체의 스트레스 즉 '피로'도 관찰할 수 있는 일본어판 POMS(Profile Of Mood States)라고 하는 심리 질문지를 선택하였습니다. 일본어판 POMS는 65항목의 질문으로 구성되며 '긴장과 불안', '우울과 낙담', '분노와 적개심', '활기', '곤란', '피로' 등 6개의 척도에 대하여 점수를 매깁니다. 이들 6가지 척도로부터 종합적으로 심신 상태를 판단하는 지표인 TMD(Total Mood Distribution)의 점수가 높을수록 심신 상태가 나쁘다고 판단합니다.

아토피성 피부염 환자와 스트레스와의 관계를 과학적으로 신뢰할 수 있는 데이터로 만들기 위하여 아토피성 피부염의 중증도가 중간 정도인 정도의 환자 18명에 대하여 분석하였습니다. 그 결과 안면의 임상 점수(붉어짐이나 가려움 등 7항목)의 총 점수와 피부 거칠어짐의 지표가 나쁘면 POMS의 심신 상태 점수도 좋지 않았습니다. 즉 '긴장'이나 '낙담', '곤란' 점수가 높은 정신적으로 불안정한 상태에서는 아토피성 피부염의 증상도 좋지 않고, '활기'도 사라진다는 결과를 얻을 수 있었습니다.

그리고 실험 대상자인 18명의 아토피성 피부염 환자에게 아토피성 피부염의 피부 상태와 마음의 관계에 대하여 설문조사를 실시하였습니다. 그 결과 "신체적 및 정신적인 스트레스로 악화되었다.", "매우 악화되었다."라고 답한 환자가 반 이상을 차지하였습니다. 반대로 "피부염이 가라앉으면 기분도 밝아지고, 상태가 나쁘면 기분이 침울해지는 경우가 있다."라는 질문에 대해서는 80% 이상의 환자분들이 "그렇게 생각한다."라고 답하여 주셨습니다. 설문조사로부터도 심리 상태와 피부염의 상태가 상호 연관되어 변동하고 있다는 것을 엿볼 수 있었습니다〈그림 4-13〉. 이상의 연구 성과는 아토피성 피부염 환자의 몸과 마음의 상태와 피부염 상태가 연동되어 있다는 것을 나타내는 과학적인 결과라고 할 수 있습니다.[36]

예부터 "병은 마음에서 온다."라는 말이 있듯, 몸과 마음에 스트레스를 받으면 암세포와 바이러스와 싸우는 몸속 면역기구가 약해진다고 합니다. 아토피 환자인 30대 남성 T씨는 직장에서 현장 책임자의 직책을 맡게 된 30세를 기점으로 피부 상태가 매우 심해지기 시작하였습니다. 그때 의사 선생님은 원인을 찾고자 문진을 하면서 요즈음 고민하는 것은 없는지 물었습니다. T씨는 편도 2시간이나 들여 통근하느라 피곤하고 마감이 임박하여 스트레스를 강하게 느낄 때에 피부염이 특히 악화된다고 답하였습니다. 이는 곧 몸과 마음의 스트레스와 피진의 상태가 일치할 가능성을 시사하는 것입니다. 그리고 이 분의 POMS와 피부 상태는 완벽히 일치하였습니다.

T씨의 혈액 속을 돌아다니고 있는 자연살해 세포(NK 세포), 즉 이물질과 싸우는 면역 세포의 활성을 외래 진찰 때 조사하였더니 POMS의 총 점수와 이 NK 세포 활성화의 변동 사이에서 완벽한 관련성을 찾을 수 있었습니다. 즉 POMS 점수가 높은 스트레스 상태에서는 바이러스 등의 공격으로부터 몸을 지키는 NK 세포 활성이 저하되는 것입니다. 한 명의 아토피성 피부염 환자의 통원 치료 중에서 피로와 스트레스의 정도와 피부염의 정도 및 NK 세포 활성화에 동조성이 발견된 것은 최초이며, T씨의 치료 사례는 난치성인 아토피성 피부염 환자의 스트레스 조절의 중요성을 시사하는 중요한 증례라고 생각됩니다.[37]

민감성 피부도 스트레스가 영향

피로나 스트레스가 피부에 영향을 미치는 것은 아토피성 피부염 환자의 경우만은 아닙니다. 피부과 외래 진료를 받지는 않지만 스스로가 민감성 피부라고 이야기하는 여성들이 여기에 해당합니다. 우리들은 이전의 조사로부터 민감성 피부의 여성은 건강한 피부의 여성과 비교하여 정신적 신체적인 스트레스를 받기 쉽고, 피부에 트러블이 발생하기 쉽다는 실측 데이터와 설문 데이터를 획득하였습니다〈그림 4-14〉. 그래서 아토피성 피부염 환자와 같은 방식으로 민감성 피부의 여성에 대하여 조사하였습니다. 그 결과 앞서 말한 POMS의 '긴장과 불안', '우울과 낙담', '곤란'의 각 점수와 VAS법(0점과 100점을 양끝으로 한 직선 위에 만족도를 나타내는 임의의 위치에 세로로 선을 긋는 수법)으로 기록한 '업무의 바쁜 정도'과 '각질층 수분량(촉촉한 정도)'의

사이에서 유의한 상관관계가 확인되는 등 아토피성 피부염 환자와 유사한 경향을 확인할 수 있었습니다.[38]

이들 연구 결과로부터 민감성 피부 여성의 심리 상태와 피부 상태 역시 서로 관련이 있음을 알 수 있었습니다. 화장품 과학의 영역에서도 의료 현장과 마찬가지로 몸과 마음의 상태에 따라 피부 상태가 달라진다는 것을 인식하고 개개인의 피부에 알맞은 스킨케어를 지도하여야 합니다. 심신의 스트레스에 따라서 피부 상태가 '변동'하므로 평소 사용하는 화장품이라도 몸과 마음의 상태에 따라서는 트러블을 일으킬 수도 있습니다. 이처럼 피부 상태가 나쁜 긴급 상황에는 민감성 피부용 화장품 사용을 추천합니다.

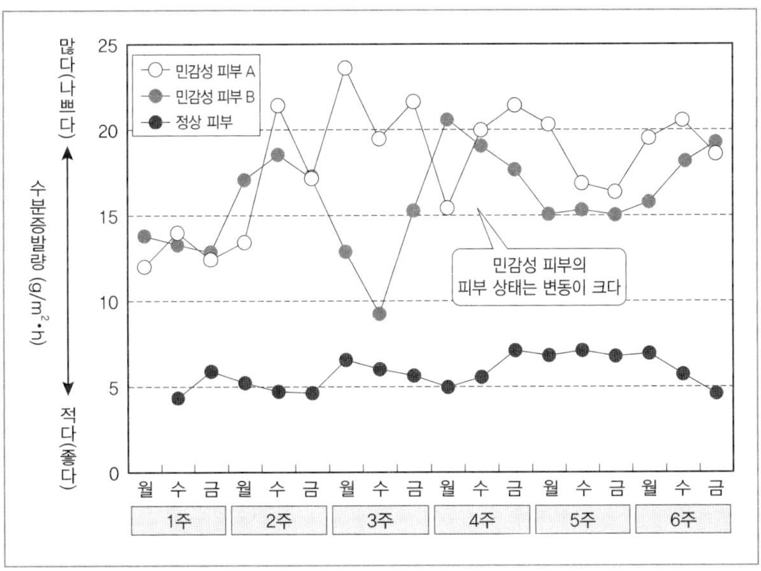

〈그림 4-14〉 민감성 피부와 건강한 피부의 피부 수분량의 변화

건강한 피부의 여성과 비교하여 피부 상태가 크게 변동하는 것을 알 수 있다. 수분 증발량은 단위 시간 · 단위면적당 피부로부터 증발되는 수분의 양으로서, 값이 클수록 피부가 거칠다는 것을 뜻한다.

릴랙스 타입의 아로마로 아토피성 피부염 치료를 보조

지금까지 설명한 바와 같이 우리 연구 그룹은 아토피성 피부염이나 민감성 피부의 피부 상태는 스트레스에 의하여 나빠진다는 것을 체계적으로 증명하였습니다. 앞에서 이야기한 A씨의 치료에 아로마를 사용한 것도 피부의 상태와 '마음'이 이어져 있다는 것을 과학적으로 증명하였기 때문에 시도한 것입니다. 그렇다면 왜 '아로마'였을까요?

시세이도에서는 1990년대 초반부터 향기가 몸과 마음에 작용하는 생리 기능을 '아로마 콜로지' 연구로서 조사하였습니다. 기분을 차분하게 하는 릴랙스 타입의 향기나 기분을 고양시키는 향기 등은 뇌파 측정으로 분류할 수 있습니다. 우리들은 스트레스 완화 효과가 기대되는 릴랙스 타입의 향기를 생활에 도입함으로써, 특히 정신적인 스트레스를 완화하여 아토피성 피부염 치료의 보조 효과를 얻을 수 있지 않겠느냐는 가설을 세우고 다음과 같은 치료를 시도하였습니다.

우선 사용한 릴랙스 타입의 아로마로는 '발레리안'이라고 하는 물질로부터 악취 성분인 이소발레르산을 제거한 '개량 발레리안'을 사용하였습니다. 발레리안은 쥐오줌풀의 뿌리에서 얻은 정유로 고대부터 전승 의학적으로 사용되었고, 오늘날에도 유럽에서 생약으로 진정 · 이뇨 · 천식 치료 등에 쓰이고 있습니다. 우리들은 뇌파를 분석하여 개량 발레리안의 진정작용을 확인하였습니다. 이 향료를 부직포에 적셔서 뚜껑이 달린 유리 용기에 넣어 환자분들에게 배포하고, 야간에 베갯맡에 두고 방향제로 사용하도록 하였습니다. 아토피성 피부염 환자는 종종 야간에 무의식적으로 피진부를 긁기 때문에 피부염이 악화됩니다.

이 향료의 진정작용으로 푹 잘 수 있다면 야간에 피부를 긁지 않을 수 있다고 가설을 세웠습니다.

환자분들은 2주마다 내원하기 때문에 처음 2주 동안에는 향기를 쓰지 않는 기간으로 하고, 2주 후에 향기를 배포하였습니다. 다시 그로부터 2주가 지난 4주 후에 환자분들의 피진 상태와 심리 지표, 설문조사를 분석하였습니다. 그 결과 향기를 사용한 후에 아토피성 피부염의 중증도를 표현하는 임상 평가 점수가 뚜렷하게 저하되었고, 환자분들의 만족도, 특히 수면에 대한 만족도가 높아진 것을 확인할 수 있었습니다. 또한, 임상의 전반적인 피부염 평가 점수뿐 아니라 건조 · 낙설(피부 표면의 각질층이 건조 등으로 벗겨지는 상태)이나 소파흔 단독의 평가 점수도 저하되었고, 각질층의 컨덕턴스(각질층 수분량, 피부가 촉촉한 정도)도 향료를 사용한 후에 뚜렷하게 증가(앞 페이지의 〈그림 4-15〉), 몸과 마음을 상태를 알기 위하여 실시한 POMS 평가 점수도 좋아지는 경향을 보였습니다〈그림 4-16〉.

아토피성 피부염은 대부분의 경우 완치되기까지의 기간이 길고, 증상이 좋아졌다가 나빠지기를 반복하는 질환이기 때문에 요즈음에는 아토피성 피부염 환자에 대한 퀄리티 오브 라이프(생활과 삶의 질, QOL)에 대한 논의가 활발하게 이루어지고 있습니다. 만성 질환 환자분이 치료에 전념하다가 QOL까지 위태로워져서는 안 되며, 사람으로서 존엄성을 지니고 가능한 평소와 다름없는 생활이 가능하여야 한다는 생각이 의료현장에서도 재고되고 있습니다. 내복약을 먹거나, 바르는 약을 사용하는 정도로 끝나는 것이 아니라 아토피성 피부염을 가지고도 잘 활동하려면 '생활 속의 낙'이 필요하다고 생각됩니다.

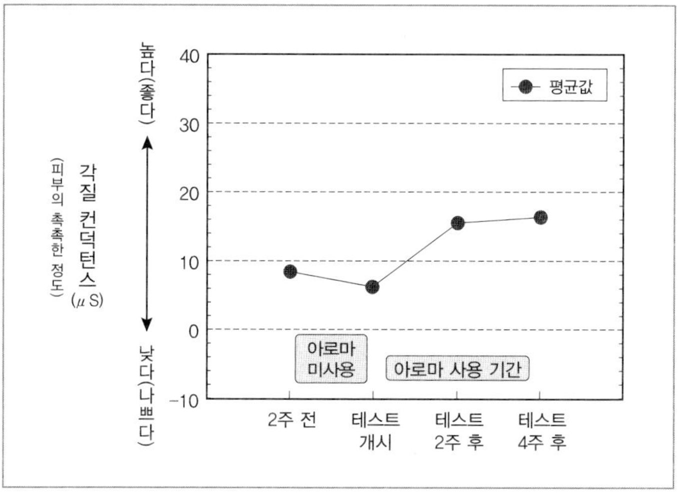

〈그림 4-15〉 피부의 각질층 수분량에 미치는 아로마 사용의 영향

향기를 맡음으로써 피부의 각질층 수분량(피부가 촉촉한 정도)이 증가하였다.

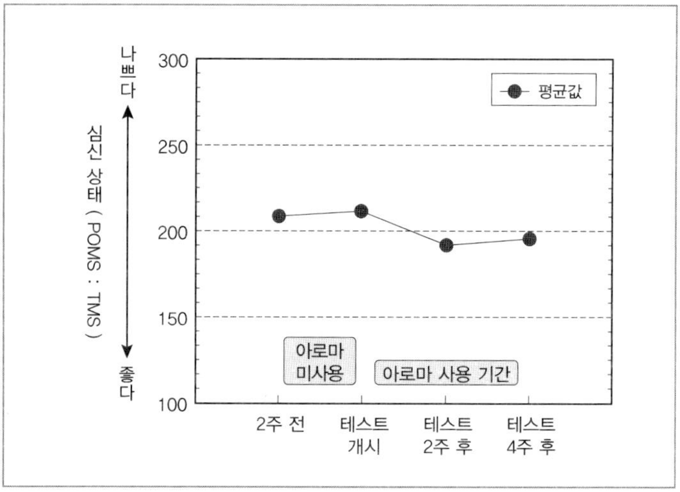

〈그림 4-16〉 일본어판 POMS로 본 심신 상태의 종합 감정장애(TMD)에 미치는 아로마의 영향

향기를 맡음으로써 심신 상태가 좋아지는 경향을 보였다.

설문조사로 개량 발레리안의 기호성에 대하여 조사하였더니 여성 환자를 중심으로 "좋아하는 향기이다."라는 답변이 80%를 넘어섰고, 낮에도 사용하고 싶다고 대답한 환자분도 계셨습니다. 또 외용약의 양을 줄이는 데에도 유용하다는 것이 밝혀졌습니다. 이러한 점으로 미루어 릴랙스 타입의 아로마인 개량 발레리안을 사용하면 아토피성 피부염의 치료 보조 효과를 볼 수 있을 뿐 아니라 환자분들의 QOL 향상으로도 이어진다고 결론지었습니다.[39]

메이크업으로 염증을 커버하여 심적 부담을 덜어주다

아토피성 피부염 환자는 피부가 붉어지거나 칙칙해지므로 피부 상태로 인하여 마음에 커다란 부담을 느낍니다. 또한, 아토피성 피부염이 생기면 대부분의 경우 의사로부터 메이크업을 하지 않도록 지도받기 때문에 메이크업을 하여야만 하는 때에도 하지 못하므로 QOL이 저하되는 원인이 되기도 합니다. 그래서 아토피성 피부염 환자를 대상으로 도쿄여자의과대학의 피부과의의 협력을 얻어 메이크업이 QOL 향상에 도움이 된다는 것을 연구한 사례를 소개합니다.[40]

메이크업 어드바이스로 파운데이션을 사용할 때에는 두드리거나 펴 바르는 동작은 가능한 피하여 피부 부담을 줄이는 도포 방법, 증상에 따라서는 나에게 어울리도록 자연스럽게 눈썹을 그리는 방법 등 포인트 메이크업을 강습하였습니다. 증상의 정도에 따라서는 눈썹이 빠지기도 하므로 눈썹에 대한 고민도 큽니다. 메이크업 화장품으로는 민감성 피부용 제품을 사용하였습니다.

이러한 메이크업 어드바이스 실시 전후로 아토피성 피부염 환자 21명(여성)에 대하여 QOL을 조사에 쓰이는 'WHO QOL 26'이라고 하는 심리 척도로 심리 상태를 조사하였습니다. WHO QOL 26은 인생에 대한 개인적인 만족감을 질적으로 파악하는 QOL 척도로서 '신체적 영역', '심리적 영역', '사회적 관계', '환경 영역'의 4가지 영역과 전반적인 생활의 질을 묻는 전체라고 하는 항목을 더한 5가지로 구성됩니다. 질문은 전부 26항목이고, 하나의 질문마다 5점이 만점입니다. 그 결과 메이크업 전후로 전반적인 영역에서는 2.95에서 3.53로 수치가 상승하였고, 심리적 영역에서는 3.37에서 3.55로 개선되었습니다.

그리고 정신적인 건강 상태를 객관적으로 파악하고 긴장이나 우울을 수반하는 질환의 판별에도 유용한 'GHQ 30'이라고 하는 심리 척도에서 메이크업 전후로 6.52에서 5.32로 개선되어 메이크업이 긴장이나 우울 개선으로 이어진다는 것을 알 수 있었습니다. 그리고 시시각각 변화하는 불안의 상태(상태 불안)와 불안해지기 쉬운 지속적인 경향(특성 불안)으로 나누어 측정하는 심리 척도 STAI(State-Trait Anxiety Inventory)에서는 메이크업 전후로 상태 불안이 42.1에서 32.7, 특성 불안은 45.1에서 41.6으로 개선되었습니다. 모두 50점 만점의 심리 테스트이므로 이러한 변화는 크다고 할 수 있습니다.

메이크업은 불안이나 긴장을 완화시키는 데 도움이 될 뿐 아니라 쉽게 불안해하는 지속적인 경향을 개선하는 데도 효과가 있다고 생각됩니다. 화장의 만족도에 대하여 VAS법(114쪽 참조)으로 측정한 결과, 메이크업 전후로 37점에서 97점으로 거의 만족에 가까울 정도로 만족도가 상승하였고, 그 후에도 75점이라는 높은 만족도가 유지되었습니다. 이상으로부터 아토피성 피부염 환자에 대하여 적절하게 메이크업을 함으로써 전체적인 QOL이 향상되고 심리적인 만족감이 생성되어 불안이나 긴장이 완화된다는 것을 알 수 있었습니다.

마음의 시대와 '경청'의 중요성

지금 많은 의료기관이 '환자 중심의 의료'를 지향하고 있습니다. 환자의 니즈에 답하여 환자의 만족도를 높이고 '완쾌'라고 하는 최종 목표에 도달하려면 어떻게 해야 할까요? 이 과제에 대하여 수많은 연구가 이루어졌는데, 그 원점은 바로 환자와의 대화를 통하여 환자와 환자를 둘러싼 상황의 '스토리'를 아는 것입니다. 스트레스가 관련된 병의 치료는 그야말로 '경청'으로부터 시작된다고 하여도 지나치지 않습니다. '스토리'에 기초한 의료는 최근 내러티브 베이스드 메디슨(NBM : Narrative Based Medicine)이라고 하여, 에비던스 베이스드 메디슨(Evidence Based Medicine)과 함께 재조명되고 있습니다. 환자의 스토리를 '경청'함으로써 치료 방침을 결정하고, 정말로 효과가 있다(에비던스)고 과학적으로 검증된 약을 적절하게 처방하는 것입니다.

아로마와 화장품은 생활에 '홍취'를 줍니다. 아로마에 치료 보조 효과나 QOL 향상 효과가 있다면, 특히 여성 아토피성 피부염 환자에 대한 NBM 실천의 한 예로서, 그리고 의사와 환자의 의사소통 도구로서 아로마와 화장품이 환자분들에게 하나의 '실마리'를 제공할 가능성이 있다고 생각됩니다.

어떤 직업이든 '고객'의 요구나 주장을 '경청'하는 것은 원활한 인간 관계를 구축하기 위하여 중요합니다. 의사는 환부를 진찰하는 것뿐 아니라 마음의 소리도 '경청'하여 알맞은 처치를 하고 약을 처방하여야 합니다. 비록 '고객'과 '환자'라고 하는 차이는 있으나, '마음의 시대'가 재조명되는 현대 사회에서는 의학의 NBM 이념에 기초한 '경청'은 많은 상황에서 중요할 것이라고 생각합니다.

시세이도 리서치센터 가와이 에리코

7

여드름

스킨케어와 아로마로 여드름이 잘 생기지 않는 피부 만들기

"여드름은 '청춘의 상징!'이라거나 '사랑한다, 사랑받는다, 찬다, 차인다'면서 여드름의 수를 세어가며 친구들하고 장난치던 학창 시절이 그리워. 어느샌가 내 여드름은 뾰루지가 되어 버렸어. 지금은 스트레스가 쌓이면 꼭 뾰루지가 생겨. 그것도 붉고 아픈 뾰루지가 입 주변에 말이야. 나이 때문인지 한 번 생기면 잘 없어지지도 않고, 조금 좋아졌나 싶으면 이번에는 기미가 되어 흔적이 남아 버리고. 정말로 싫어. 이번에 같이 놀러 가지 않을래? 스트레스 해소는 피부에도 좋다잖아?"

몸과 마음이 긴장을 하면 스트레스로 작용하여 자율신경의 균형이 무너지고 피부에 영향을 미치게 됩니다. A씨의 경우에는 스트레스가 여드름으로 나타나는 것 같습니다. 그녀는 스트레스를 해소하려고 휴일에 친구들과 체육관에서 몸을 움직이고, 밤에는 스킨케어를 한 다음 편안한 향기 속에서 수면을 취하기 시작하였습니다. 그랬더니 그녀의 표정은 물론 신경 쓰이던 여드름도 개선되었습니다.

여드름이 잘 생기는 여성의 약 90%는 여드름이 스트레스와 관계가 있다고 생각한다고 합니다. 피부와 마음은 깊은 관련이 있습니다. 마음이 스트레스를 느껴서 여드름이 생기고, 여드름 자체가 스트레스가 되어 또 여드름이 생기고 악화되어서 잘 낫지 않는 악순환에 빠지면 큰일입니다. 이 장에서는 여드름과 마음의 관계에 대하여 이야기하도록 하겠습니다.

여드름의 3가지 주요 원인

일반적으로 사춘기에서 청년기에 걸쳐 '여드름'이라고 불리는 것을 의학용어로는 심상성좌창이라고 합니다. '스무 살이 지나면 뾰루지'라는 등 여드름과 뾰루지는 서로 다르다는 인상이 있으나, 사실 여드름과 뾰루지는 같은 것입니다. 여드름이 생긴 모공 속에는 복수의 피지선(피지를 만드는 선)이 발달합니다. 피지선이 충실한 모공은 안면에 높은 밀도로 존재하고, 그 다음으로 전완(前腕), 등 윗부분에 V자 모양으로 많이 분포되어 있습니다. 그래서 여드름이 얼굴에 가장 많이 발생하고 가슴과 등에도 발생합니다.

여드름은 진행 상태에 따라 몇 가지 단계로 분류되며 염증의 정도에 따라 크게 ① 면포, ② 구진, ③ 농포, ④ 결절 · 낭종의 4가지로 나눌 수 있습니다. 면포는 여드름의 첫 발진으로 모공의 상부에 각질과 지질의 혼합물이 쌓여서 모공을 막아 부풀어 오른 상태를 말합니다. 아직 염증은 생기지 않습니다. 이윽고 통증이나 가려움이 느껴지는 붉은 여드름, 구진이 되거나 더 염증이 진행되면 고름이 차는 화농으로 변하게 됩니다. 여드름은 흔한 '피부질환'으로 피부과에서 치료를 받을 수 있습니다.

여드름의 원인으로는 크게 3가지를 들 수 있습니다. 첫 번째로는 피지선 기능이 활성화되는 것입니다. 피지선은 몇 가지의 내분비 인자의 지배를 받는데, 그중에서도 성호르몬, 특히 남성 호르몬(안드로겐)이 강하게 지배합니다. 일반적으로 남성 호르몬은 피지선 세포의 분열을 촉진하여 피지선을 확대하고 피지 생성을 증가시킵니다.

두 번째 이유는 세균으로 인한 것입니다. 사람의 피부에는 프로피오니박테리움 아크네스라고 하는 균이 상주합니다. 일반적으로 '아크네 균'이라 부릅니다. 아크네 균은 피지를 매우 좋아하고 산소를 싫어하므로 폐쇄된 모공 속은 균이 증식하는 데 최적인 환경입니다. 아크네 균은 지방분해효소인 '리파아제'를 생성하여 피지 성분을 분해하고, 이로써 생성된 유리지방산이 각질화를 일으켜 면포 형성이 촉진됩니다. 리파아제 외에도 염증을 일으키는 효소를 생성하여 모공 내부를 자극하고 파괴합니다. 그러면 모공 내용물이 피부 조직 속으로 흘러들어 구진이나 화농 등 염증성 여드름으로 악화됩니다. 그뿐 아니라 아크네 균은 백혈구의 일종인 호중구를 유인합니다. 이 호중구가 생성하는 활성산소와 효소가 조직을 상하게 하여 염증이 더 심해지는 것입니다.

세 번째 이유는 모공 상부의 각화로 인한 것입니다. 면포의 형성은 모공 상부(모낭누두부)의 이상 각화로 모낭이 폐쇄되면서 시작됩니다. 모공 상부의 상피에서는 표피에 비하여 얇고 부드러운 미성숙한 각질 세포를 형성됩니다. 그러나 각질화가 진행되면 각질 세포가 두텁고 단단해져서 모공이 막히고 그 속에 각질층이나 피지가 가득 차서 면포가 되는 것입니다. 각질화가 진행되는 원인으로는 앞서 이야기한 아크네 균의 리파아제 작용으로 생성된 유리지방산이 가장 유력합니다. 그리고 피지와 지질이 변화함으로써 피부의 장벽 기능이 저하되고, 그 영향으로 면포의 형성이 진행되는 것으로 여겨지고 있습니다.

스트레스를 많이 받으면 피지와 아크네 균이 많아진다

피부와 마음에는 깊은 관련이 있으므로 여드름과 스트레스의 관계는 떼려야 뗄 수 없습니다. 스트레스가 가해지면 신체는 이에 순응하려 하지만, 스트레스 반응이 오래 지속되면 다양한 형태로 변화가 일어납니다.

앞서 설명한 3가지의 여드름 원인에 대해서도 스트레스는 다양한 영향을 미칩니다. 예컨대 스트레스를 받으면 남성 호르몬이 분비되어 피지 분비가 증가합니다. 여드름 환자의 피지선에는 스트레스와 관련이 있는 신경섬유가 빽빽하게 분포합니다.[41] 스트레스는 교감신경과 부교감신경 중 교감신경을 우위로 활동시켜서 불안감을 느끼게 하는 경향이 있는데, 이때 우뇌 전두엽의 활동이 활발해지는 분이 있습니다. 이러한 분은 일반적으로 피지량이 많고 아크네 균이 많습니다.[42] 또한, 스트레스를 많이 느끼는 여드름 환자분들은 혈액 속에 백혈구가 많고 항산화력이 저하되어 있습니다.[43] 여기에 여드름이 생기고 악화되는 것 자체가 스트레스로 작용하면 더 큰일입니다. 여드름이 악화되는 분은 심리 상태가 좋지 않은데, 특히 사교 면이나 심리감정 면에서 따지면 천식이나 당뇨병 환자분과 비슷할 정도로 퀄리티 오브 라이프

(Quality of life : QOL, 생활과 삶의 질)가 낮습니다.[44] 심리 상태의 저하가 여드름의 발생과 악화를 촉진하거나 개선을 늦추는 것입니다.

이와 같이 여드름이 스트레스로 악화되는 메커니즘은 피부과학적으로 뒷받침되었습니다. 즉 스트레스는 신체 내부로부터 여드름의 발생과 악화에 작용하는 것입니다.

스킨케어와 아로마로 혈액순환을 촉진

여드름에 대한 적절한 스킨케어는 여드름뿐만 아니라 마음을 편안하게 하는 데도 효과가 있습니다. 여드름용 화장품을 평소 스킨케어와 병용함으로써 여드름의 수가 감소하였고, 마음의 만족감이 상승하였습니다〈그림 4-17, 그림 4-18〉.[45] 또한, 여드름 환자분에게 스킨케어 지도와 메이크업 레슨을 하였더니 환자의 QOL이 크게 개선되었습니다.[46][47] 아울러 스트레스는 혈액의 항산화력을 저하시키지만 메이크업이 이를 억제할 수 있습니다.[48]

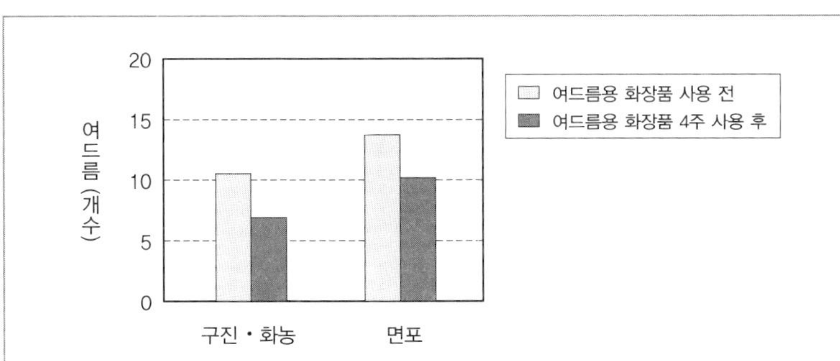

〈그림 4-17〉 여드름용 화장품 사용을 통한 여드름 수의 변화
여드름용 화장품을 4주간 사용함으로써 여드름의 개수가 감소하였다.

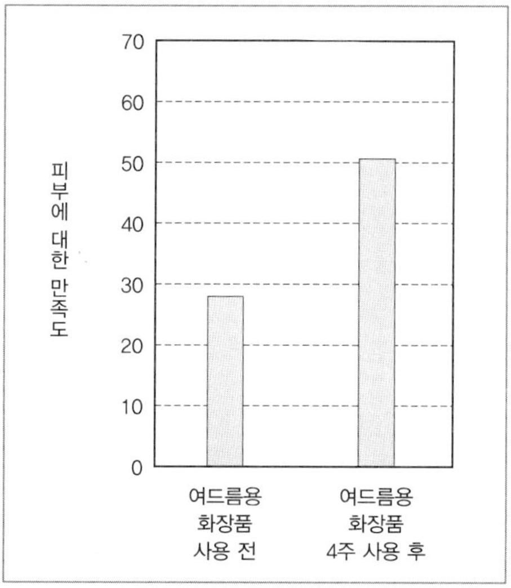

〈그림 4-18〉 여드름용 화장품 사용을 통한 피부 만족도의 변화

여드름용 화장품을 4주간 사용함으로써 본인의 만족도가 높아졌다.
여기서 이용한 VAS(Visual Analog Scale)법은 0점과 100점을 양 끝으로 한 직선 위에 만족도를 나타내는 임의의 위치에 세로로 선을 긋는 수법이다.

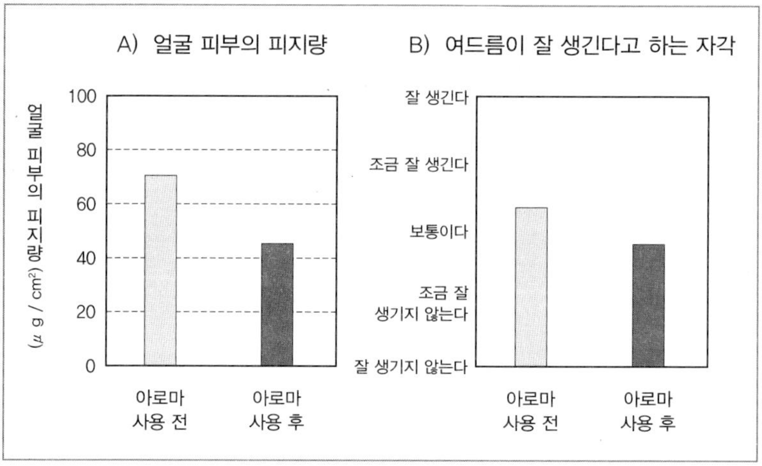

〈그림 4-19〉 릴랙스 타입의 아로마 사용에 따른 피부 변화

릴랙스 타입의 아로마를 1개월간 사용한 후에는 얼굴 피부의 피지량이 저하되고 여드름이 잘 생긴다고 하는 자각도 감소하는 것을 알 수 있다.

그리고 직접적인 스킨케어와 메이크업 이외에도 향기를 이용하여 여드름을 완화하는 방법도 있습니다. 아로마를 맡고 긴장을 푸는 것과 같은 심리적 케어입니다. 앞서 스트레스를 받으면 교감신경이 부교감 신경보다 강하게 작용하여 우뇌 전두엽의 활동이 활발해지는 분은 일반적으로 피지량과 아크네 균이 많다고 이야기하였는데, 릴랙스 타입의 아로마를 한 달 동안 사용하면 피지량이 뚜렷하게 저하되고 여드름이 잘 생기지 않습니다〈그림 4-19〉.

여드름이 깨끗하게 낫고, 피부에 자신감을 가지면 자기 자신에 대한 자신감도 더욱 높아질 가능성이 있습니다. 피부가 마음에 미치는 효과로서 이 역시 화장 테라피의 효과 중 하나라 할 수 있을 것입니다.

여드름을 위한 스킨케어와 메이크업 방법

여드름이 있는 피부의 스킨케어나 메이크업을 하기 위해서는 평소보다 더 많은 주의가 필요합니다. 여기에 그 포인트를 정리하였습니다.

세안과 보습 등으로 구성되는 '스킨케어 화장품'은 여드름의 원인으로 여겨지는 증상을 예방 · 개선합니다. 우선 메이크업 클렌징은 닦아내는 타입보다는 씻어내는 타입이 여드름의 물리적인 자극을 주지 않습니다. 적은 양으로 박박 문지르거나, 충분히 씻어내지 않으면 여드름의 악화 요인이 되므로 주의하시기 바랍니다. 이어서 세안입니다. 여드름에 고민하는 분들은 '세정이 중요'하다는 의식이 강하여 과도하게 씻어내는 경향이 있습니다. 그러나 지나친 세정으로 천연보습인자(NMF :

Natural Moisturizing Factor)와 세포간지질이 떨어져 나가면 각질층의 수분 유지 능력과 장벽 기능이 저하되어 피부 트러블을 일으키기 쉬워집니다. 그러므로 여드름을 위한 세정제는 피부에 필요한 보습 성분과 세포간지질을 과도하게 뺏지 않는 것, 가능한 피부에 잘 남지 않는 것, 자극이 적은 세정 성분을 쓴 제제(製劑)가 적합합니다. 피지 분비가 활발하면 이중 세안을 하는 등 자주 부드럽게 씻어주는 것이 중요합니다.

이어서 스킨으로 수분을 보충합니다. 화장 솜으로 문지르면 여드름에 물리적 자극을 주므로 피하는 것이 좋습니다. 시원한 느낌이 좋다고 알코올 농도가 높은 것을 사용하기보다는 보습 기능을 돕는 성분이나 보습 성분, 각질층의 장벽 기능을 보조하는 성분을 배합한 화장품 사용을 추천합니다. 또한, 피지 분비가 활발한 피부는 세안 후에도 피부가 당기지 않아서 수분 보충에 게을러지기 쉬우므로 주의합니다.

마지막으로 에센스나 로션으로 보습을 합니다. 예전에는 여드름의 주원인이 피지이므로 여드름 피부에는 기름 성분이 들어 있는 로션을 사용하는 것은 바람직하지 않다는 생각이 일반적이었습니다. 그러나 요즈음에는 건성 피부에도 여드름이 나는 경우가 많으므로 건조한 부위에 적당한 유분(油分)을 보충하는 것이 건강한 피부를 유지하기 위하여 필요하다고 생각됩니다. 그리고 보조 케어로서 자외선이 강한 계절에는 자외선 차단제를 사용하여 피부 손상을 억제하는 것이 여드름 예방의 관점에서도 효과적입니다. 자외선 차단용 로션 중에는 땀에도 잘 지워지지 않도록 피부에 잘 붙는 제제(製劑)가 많으므로, 모공을 막아 여드름이 생기지 않도록 사용 후에는 정성 들여 씻어야 합니다.

한편 파운데이션과 같은 '메이크업 화장품'은 지금까지 여드름에 좋지 않다는 인식이 있었습니다. 그러나 여드름을 악화시키지 않는 메이크업 화장품도 있고, 화장을 함으로써 정신적인 안정을 얻고, 외모에 대한 콤플렉스를 경감시킬 수도 있습니다. 단지 잘못된 사용 방법은 피부를 손상하므로 주의가 필요합니다.

여드름이 있는 분들은 파우더 타입의 파운데이션이나 가루분 사용을 추천합니다. 크림 타입이나 리퀴드 타입에 비하여 모공을 덜 막기 때문입니다. 스펀지에 파운데이션을 덜어 힘을 주지 않고 피부 위에서 미끄러지듯이 가볍게 문질러 줍니다. 얼굴 중에서도 볼이나 이마처럼 넓은 부위부터 바릅니다. 피지 분비가 많은 이마와 코, 많이 움직이는 눈가와 입가에는 스펀지에 남은 파운데이션으로 가볍게 눌러주면 자연스럽게 연출할 수 있습니다. 여드름 자국이 두드러져 신경이 쓰일 때에는 컨실러라고 하는 부분용 파운데이션, 혹은 피부색 보정 크림을 쓰면 자연스럽게 커버할 수 있습니다. 단지 염증 부위에 파운데이션을 사용하는 것은 삼가는 것이 좋습니다. 또한, 파운데이션을 도포할 때 쓰는 화장용구는 피부에 닿는 감촉이 부드러운 스펀지나 퍼프 등을 사용함으로써 여드름에 상처를 내지 않도록 하고 청결하게 하여 사용하는 것이 중요합니다.

피부를 아름답게 유지하고 싶은(보이고 싶은) 바람은 어느 여성이나 품고 있는 소망이며, 여드름으로 고민하는 연령대의 여성이라면 더욱 그러할 것입니다. 여드름은 몸의 상태와도 밀접한 관련이 있으므로 피부와 마음을 같이 케어하는 것이 효과적입니다. 여드름에 대하여 적절한 화장품을 바르게 사용하는 것은 물론, 마음까지 케어해주는 화장 테라피로 대처한다면 앞으로의 생활에 도움이 될 것입니다.

8

시세이도 리서치센터 고즈 요코

월경전증후군

5명 중 한 명이 느끼는 불쾌감을 아로마로 풀어주다

회사원인 A씨는 아침에 거울을 보다가 턱 주변에 여드름이 생긴 것을 알게 되었습니다. 회사에 도착하니 벌써 파운데이션이 지워지고 화장이 번져서 자꾸 신경이 쓰입니다. 그래서인지 아침부터 왠지 초조하고 동료들에게도 자신도 모르게 날카롭게 이야기하고 말았습니다. "오늘 A씨 무슨 일 있어?"라고 주변에서 걱정할 정도입니다. 그런 자신 때문에 기분이 점점 침울해지고, 몸도 왠지 붓고 찌뿌둥합니다.

A씨는 때때로 이런 날이 찾아오고 2, 3일 후에는 생리가 시작되는 경우가 많았다고 합니다. 사실 여성의 기분이나 컨디션은 월경 주기와 함께 변화하는 호르몬 변화와 크게 관련이 있습니다. 특히 생리 전의 몸과 마음의 불쾌 증상은 월경전증후군, 월경전긴장증(PMS : PreMenstrual Syndrome)이라고 하는 것으로 기분이 초초해지고 우울해지며, 몸이 붓고, 허리나 등이 아프고, 나른한 등의 증상이 나타납니다. 그러나 생리가 시작되어 호르몬 균형이 바뀌면 증상은 가라앉습니다.

실제로 많은 여성들이 이와 같은 월경전의 불쾌 증상으로 고민하지만 증상이 일시적이기 때문에 별다른 대응 없이 지나치기 일쑤입니다. 그래서 우리들은 증상을 개선하는 아로마 개발을 시도하였습니다. 그 결과 일상생활 속에서 아로마를 사용함으로써 월경 주기에 따른 다양한 불쾌 증상의 경감 효과를 확인할 수 있었습니다.

월경 주기에 따라서 몸과 마음, 피부가 변화한다

여성의 몸과 마음의 상태, 그리고 피부의 상태는 월경 주기에 따라 크게 바뀝니다. 월경 주기에는 '난포기', '배란기', '황체기', '월경기'라고 하는 시기가 있으며, 이를 약 4주간의 주기로 반복합니다.(다음 페이지〈그림 4-20〉).

난포기는 기초 체온이 낮은 저온기로서 여성 호르몬 중에서 에스트로겐의 양이 상대적으로 높고 심신이 가장 안정된 상태입니다. 이어서 배란기에는 일단 기초 체온이 급격히 떨어지고 황체화 호르몬이 분비되어 배란이 이루어집니다. 그로써 신체는 수정 · 착상의 준비 기간이기도 한 황체기로 접어들게 됩니다. 황체기는 기초 체온이 높은 고온기로서 여성 호르몬 중 프로게스테론의 양이 상대적으로 증가하고 졸음이 강해집니다. 강한 졸음은 임신 준비 기간인 이 시기에 '몸을 쉬게' 함으로써 모체를 보호하는 자연의 장치이기도 합니다.

그러나 여성의 사회 진출은 자연의 장치에 반하는 생활을 강요한다고도 할 수 있습니다. 황체기는 약 2주 동안 계속되며 쉽게 피로해지고,

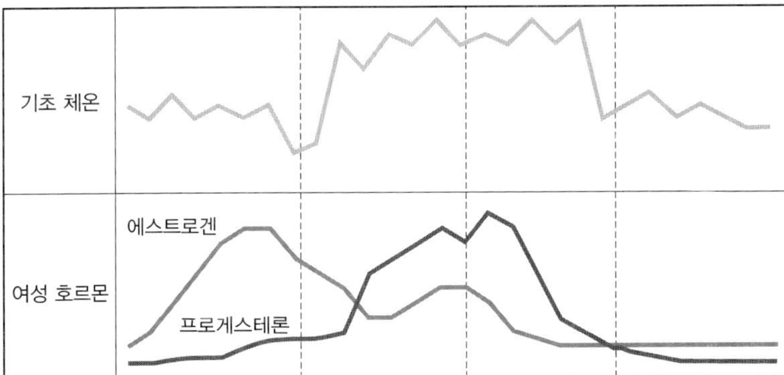

월경 주기	난포기	배란기 황체기(전기)	황체기(후기)	월경기
심신 상태	◦ 안정되어 있다. ◦ 가장 컨디션이 좋다.	◦ 잘 붓는다.	PMS 증상 ◦ 무기력 ◦ 초조함 ◦ 붓기 ◦ 졸음	◦ 불안정, 과민 ◦ 혈액순환이 잘 되지 않는다.
피부 상태	비교적 안정된 상태 ◦ 여드름이 잘 생기지 않는다. ◦ 피부 상태가 좋다.		비교적 불안정한 상태 ◦ 피지가 많이 나온다. ◦ 여드름이 잘 생긴다. ◦ 얼굴이 잘 달아오른다. ◦ 피부가 푸석푸석하다.	

〈그림 4-20〉 월경 주기에 따른 심신 상태와 피부 상태의 변화

몸도 마음도 그다지 좋은 상태는 아닙니다. PMS 증상이 강하게 느껴지는 것도 이 시기입니다. 그리고 수정이 일어나지 않으면 자궁내막이 출혈과 함께 배출되는 월경기가 시작됩니다. 기초 체온은 다시 저하되고 신체는 다음 월경 주기를 맞이할 준비를 시작합니다.

피부 상태 역시 월경 주기에 따라 심하게 변동한다고 합니다. 난포기는 피부의 탄력을 만드는 콜라겐의 생성을 촉진하는 에스트로겐의 영향으로 피부의 상태가 가장 안정적인 시기입니다. 여성이 가장 매력적으로 빛나는 시기라고도 할 수 있습니다. 몸과 마음도 최적의 상태이므로 적극적으로 피부를 관리하기에 가장 적당한 시기입니다. 한편

황체기에 들어서면 다양한 피부 트러블이 출현합니다. 예를 들자면 평소에는 약산성인 피부 표면의 산성도가 중성에서 알칼리성으로 약간 기울면서 여드름이나 뾰루지가 잘 생기게 됩니다. 또한, 프로게스테론의 영향으로 피지 분비가 왕성해지기 때문에 피부 표면이 기름지고 모공이 두드러져 보입니다. 그리고 호르몬의 영향으로 기미가 발생하기 가장 쉬운 시기이므로 자외선 차단에 힘써야 합니다. 또한, 혈액순환이 나빠져서 얼굴 전체가 칙칙하고 안색이 균일하지 않게 느껴집니다. 이 시기에는 피부가 매우 예민하므로 새로운 화장품을 시도하기에는 알맞지 않습니다. 몸과 마음의 긴장을 풀고 피부에 부담을 주지 않는 생활을 하는 데 주력하는 것이 중요합니다.

5명 중 1명은 강한 PMS 증상을 경험

PMS 증상은 특히 황체기의 후반에 특징적으로 나타나고 월경이 시작되면 사라집니다. 기분이 초조하거나, 우울해지고, 눈물이 잘 나는 증상이 나타납니다. 또한, 황체기에 증가하는 프로게스테론의 작용으로 수분과 혈액의 흐름이 나빠지기 때문에 몸이 붓고, 요통과 어깨 결림도 심해집니다.

실제로 우리들이 20대부터 40대의 여성 약 200명을 대상으로 월경 전의 불쾌 증상에 대하여 조사한 결과를 소개하겠습니다. 조사에는 월경수반증상 질문지(MDQ : Menstrual Distress Questionnaire)라고 하는 것을 사용하였습니다.[49] 이것은 무스 박사가 개발한 질문지이고 일본인의 증상에 맞추어 개량된 일본어판 MDQ 질문지도 있습니다.[50]

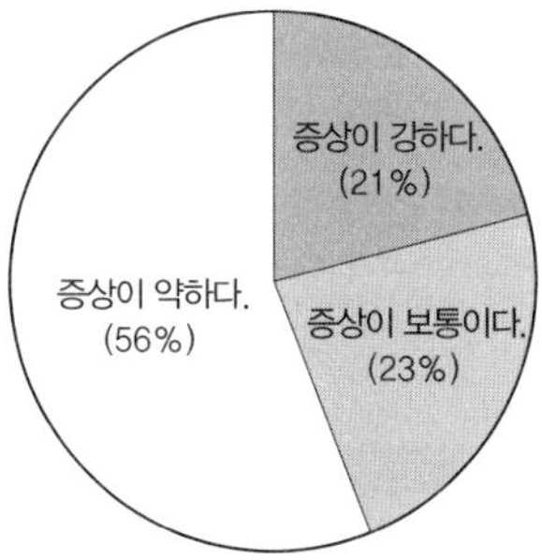

〈그림 4-21〉 월경 전 불쾌 증상의 정도

월경 전 1주일 동안의 상태, 월경 중의 상태, 월경 종료 후의 상태를 47문항에 대하여 어디에 해당하는지 4단계로 답하고, 합계 점수를 계산합니다.

조사 결과, 월경 전의 시기에는 비록 정도의 차는 있으나 대부분의 여성이 무언가 불쾌 증상을 느낀다는 것을 알 수 있었습니다. 또한, 이 시기의 MDQ 점수가 43점 이상인 분들은 23점 이하인 분들과 비교하여 월경 전 불쾌 증상을 강하게 느끼는 분, 즉 PMS 증상이 강한 분들이라는 것을 통계적인 수법인 클러스터 분석을 이용하여 판별할 수 있었습니다. 그리고 이와 같은 월경 전의 불쾌 증상이 강한 분은 5명 중 1명이라는 것을 알 수 있었습니다〈그림 4-21〉.

이처럼 MDQ 질문지의 점수 등을 하나의 기준으로 삼아서 자신의 월경 전기의 불쾌 증상의 종합적인 강도나 기분의 불쾌감과 신체적인 불쾌 증상 중 어느 쪽이 더 강한지 등 증상의 특징을 알아두는 것도 여성이 자기 자신의 신체를 이해하는 데 유용한 방법입니다. 몇 번 점수를 매겨 보아서 계속 높은 점수가 나오거나 일상생활에 지장을 초래하는 경우에는 산부인과 진찰을 받는 것이 좋습니다.

PMS 증상이 일어나는 원인에 대해서는 몇 가지의 설이 있으나, 아직 정설은 없습니다. 또한, 몇 가지의 원인이 복합적으로 작용한다고도 합니다. 가장 유력한 것이 앞서 이야기한 '여성 호르몬의 변화'가 그 원인이라는 주장입니다. 뇌 내의 호르몬을 컨트롤하는 부분(시상하부)이 호르몬의 변화에 적응하지 못하여 신체에 다양한 문제를 초래하게 됩니다. 시상하부는 자율신경을 조절하는 부위 중 하나이기 때문에 시상하부가 적응하지 못하면 자율신경의 기능에 영향을 미치고, 혈액의 흐름이 정체되는 등 신체의 불쾌 증상을 야기합니다. 그리고 시상하부는 뇌 내의 감정의 중추에 가까운 위치에 있기 때문에 기분의 변화나 감정의 불안정 등을 야기하는 것은 아닐까 생각됩니다.

또한, 황체기에는 시상하부가 여러 가지 스트레스에 대하여 신체가 반응하도록 조절하는 기능이 저하되어[51][52], 스트레스에 대응하지 못함으로써 불쾌 증상이 나타나는 것으로 보입니다. 프로스타글란딘, 알도스테론, 프로락틴 등 다른 호르몬과도 관계가 있다는 주장도 있습니다. 월경 전이나 월경기에는 자궁 내막으로부터 프로스타글란딘이라고 하는 호르몬이 분비되는데, 이 프로스타글란딘의 혈관 수축 작용으로 인하여 어깨 결림이나 냉증 등이 발생한다는 주장도 있습니다. 알도스테론과 프로락틴의 혈중 농도는 하루 동안에도 크게 변동하는 호르몬인데, 이와 같은 변화에 시상하부가 대응하지 못하게 된다는 주장도 있습니다.[53] 이 밖에도 베타 엔도르핀, 세로토닌, 감마아미노낙산과 같은 신경전달물질과 관계가 있다는 주장도 있습니다.[54]

월경 전 불쾌 증상을 향기로 다스리다

그렇다면 이와 같은 불쾌 증상을 조금이라도 가볍게 하려면 어떻게 하는 것이 좋을까요?

우선 자신이 월경 주기를 알고, 자신의 신체 상태가 지금 어떠한 시기인지를 스스로 파악하는 것이 중요합니다. 매일 기초 체온을 측정하는 것도 좋은 방법입니다. 그리고 그 시기의 몸과 마음의 변화를 올바르게 이해하면 '슬슬 월경이 시작할 때가 되었네. 초조한 건 호르몬 변화의 영향이겠지.'라고 마음의 여유가 생깁니다. 그리고 이 불쾌 증상은 신경증 경향이 강할수록 강하게 느껴진다고도 보고된 바 있으므로 [55], 가능한 긴장을 풀고 생활하는 데 마음을 쓰는 것이 좋겠습니다.

아로마를 사용하거나 마사지를 하는 것도 효과적인 수단 중 하나입니다. PMS 증상처럼 다양한 불쾌 증상이 복합되어 있는 경우에는 각각의 증상에 대처하기보다는 아로마나 마사지를 통하여 종합적으로 불쾌 증상을 경감시키는 것이 매우 효과적입니다. 실제로 유럽의 아로마테라피에서는 세이지와 카밀러 등의 향기가 월경 전의 불쾌 증상을 완화한다고 하여 옛날부터 사용되어 왔습니다. 이번에 우리들은 스위트 오렌지 향기를 배합한 아로마로 월경 전의 불쾌 증상을 완화할 수 있었습니다.

앞에서 PMS 증상의 원인으로 '시상하부의 호르몬 균형에 대한 적응력이 저하되어 일상의 스트레스에 대응하지 못하는 것'이라고 하는 주장을 소개하였습니다. 그래서 스트레스 대응력에 착안하게 된 것입니다. 앞서 이야기한 MDQ 점수가 높은 그룹(5명)과 낮은 그룹(5명)에 대하여 심리적인 스트레스를 가하는 시험을 실시하고, 그때의 스트레스 호르몬인 코르티졸 분비량을 비교하였습니다. 그 결과 MDQ 점수가 높은 그룹에서는 코르티졸이 잘 분비되지 않아서 시상하부의 스트레스 대응 기능이 저하되었다고 추측하였습니다.

그리고 다양한 향기에 대한 스트레스 대응력을 조사하였습니다. 그 결과, 스위트 오렌지의 향기를 맡으면 코르티졸 분비가 정상화되고 스트레스 대응력이 회복되는 것을 알 수 있었습니다. 그래서 스트레스 대응력 회복 효과를 보인 스위트 오렌지를 아로마에 배합하여 장기간 계속 사용하였을 때의 PMS 증상에 대한 효과를 조사하였습니다. 스위트 오렌지의 향기는 긴장을 풀어주고 기운을 내게 하는 것으로 알려져 있습니다. 실험에서는 이 스위트 오렌지의 향기를 향수와 방향제에 배합하여 낮 동안에는 향수로서, 취침 시에는 방향제로 사용하여 일상적으로 이 향기에 싸여 생활하도록 하였습니다. 향기를 사용한 대상자는 MDQ 점수가 43점 이상인 20대, 30대, 40대의 여성 각 10명씩, 총 30명으로 하였습니다. 또한, 비교를 위하여 각 연령대의 5명씩, 총 15명을 향기를 사용하지 않는 그룹으로 하였습니다.

그 결과 아로마를 사용한 그룹은 아로마를 사용하는 기간 전체에 걸쳐 사용 전보다 MDQ 점수가 저하되었을 뿐 아니라, 아로마를 사용하지 않는 그룹과의 차이도 뚜렷하여〈그림 4-22〉 월경 전 불쾌 증상이 이 향기를 통해 완화되었다는 것을 알 수 있었습니다.[56] 특히 '기억력 저하', '부정적 감정'과 같은 마음의 상태 개선에 향기가 크게 기여하였습니다. 또한, MDQ 점수가 높은 여성(43점 이상인 17명)은 MDQ 점수가 낮은 여성(23점 이하인 18명)과 비교하여 피부 고민이 많다는

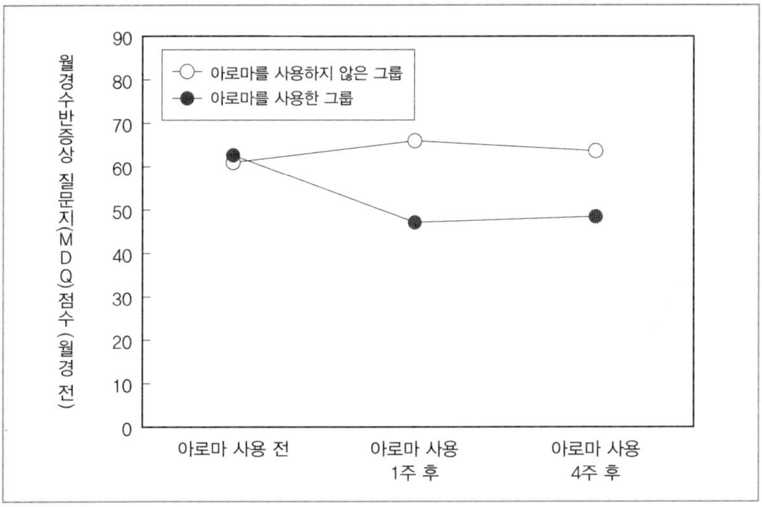

〈그림 4-22〉 아로마 사용에 의한 월경 전 불쾌 증상의 변화

아로마를 사용한 그룹에서는 아로마 사용 기간 전체에 걸쳐 MDQ(월경수반증상 질문지) 점수가 낮았다. 한편 아로마를 사용하지 않은 그룹에서는 MDQ 점수 변화를 볼 수 없었다.

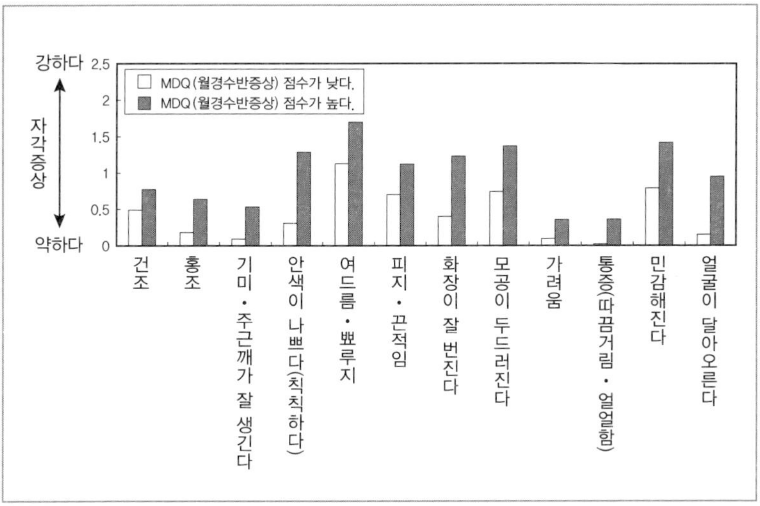

〈그림 4-23〉 월경 전의 피부 고민

MDQ(월경수반증상 질문지) 점수가 높은 여성은 점수가 낮은 여성에 비하여 피부 고민이 큰 것을 알 수 있다.

특징이 있었습니다〈그림 4-23〉. 이에 대하여도 향기의 사용으로 몸과 마음의 상태가 개선되어 월경 전 불쾌 증상이 완화되면서 '여드름', '화장 번짐', '모공의 두드러짐' 등의 많은 피부 고민이 개선되었습니다.

그리고 마사지처럼 몸의 상태를 개선하는 방법도 병행하면 보다 큰 효과를 기대할 수 있습니다. 월경 전에는 혈액순환이 나빠지고 온몸이 잘 붓게 되므로 혈액순환을 원활하게 하고 몸을 따뜻하게 하는 마사지가 적절합니다. 월경 주기를 알고 월경이 가까워질 때마다 일상생활 속에서 몸과 마음의 긴장을 푸는 시간을 의식적으로 마련하는 것도 좋겠습니다.

나만의 방법으로 기분 좋게 생활하기

여성은 10대에 초경을 맞이하여 50대에 폐경하기까지 임신수유기를 제외한 기간 약 4주간의 월경 주기를 반복합니다. '월경 같은 것은 안 하면 좋겠다'고 생각하는 분도 적지 않을 것입니다. 물론 월경 주기는 여성의 신체에 큰 부담을 준다고도 할 수 있겠지만, 이러한 변화를 주기적으로 체험하는 것은 사실 수많은 스트레스에 대하여 저항력이 있는 튼튼한 몸을 만드는 것이라고도 할 수 있습니다. 여성이기 때문에 겪는 자연의 일에는 절대로 부정적인 면만 있는 것은 아닙니다.

물론 현대 사회가 여성의 몸을 힘들게 하는 것도 사실입니다. 조금이라도 기분 좋게 생활하려면 우선 나의 몸 상태를 아는 것이 매우 중요합니다. 최근에는 PMS에 대하여 알기 쉽게 해설한 책도 많이 나와 있습니다. 주기적으로 찾아오는 불쾌 증상을 완화하려면 너무 무리하지 않고, 평상 시에 아로마를 사용하거나 마사지를 하는 것도 효과적입니다. 불쾌 증상을 다스리는 자신만의 방법을 안다면 일상이 편안해지고, 여성이기 때문에 겪는 월경 주기도 기분 좋게 보낼 수 있는 열쇠가 될 것입니다. 우리들은 향기 연구를 통하여 수많은 여성들이 호르몬 변화로 힘들어하고 있다는 것을 알 수 있었습니다. 향후 산부인과의 등과도 연계하여 아로마가 PMS로 고민하는 수많은 여성들을 돕는 하나의 방법이 될 수 있기를 바랍니다.

시세이도 리서치센터 나카노 미쓰코

9

비만

아로마와 마사지로 다이어트의 괴로움을 덜다

40대 후반인 A씨는 젊은 시절부터 수많은 다이어트를 시도하여 왔습니다. 여러 번 시도하였다는 말은 곧 다이어트를 할 때에는 어느 정도 몸무게가 줄었다가 다시 원상태로 돌아갔다는 의미입니다. A씨는 나이를 생각해서 올바른 다이어트를 통하여 예쁘게 살을 빼야겠다고 결심하였습니다. 식사를 줄이고, 좋은 향기가 나는 보디 크림으로 보디 마사지를 하고, 보조식품을 사용하였더니 체중과 체질량지수 모두 저하되었습니다. 피부의 탄력과 윤기도 증가하여 예쁘게 살을 뺄 수 있었습니다. 게다가 자세까지도 좋아졌습니다.

여성들의 머릿속에 '비만은 적'이라고 하는 생각이 싹튼 것은 언제부터일까요? 특히 일본 여성은 나이를 불문하고 초등학생까지도 '다이어트'라고 하는 말을 들으면 눈을 반짝인다고 합니다. 잡지에 다이어트 기사를 특집으로 실으면 판매 부수가 증가한다고 합니다. 여성들이 그토록 마르고 싶어하게 된 계기는 무엇일까요? 그 속에는 '마르다 = 예쁘다'는 생각이 깔려 있습니다. 그러나 체중이 준다고 해서 아름다운 것은 절대로 아닙니다. 체질량지수를 줄이는 올바른 다이어트를 하여야만 예뻐질 수 있습니다. 그리고 우리는 올바른 다이어트를 하는 데 아로마와 보디 마사지 등과 같은 화장이 도움이 된다는 것을 알 수 있었습니다.

올바른 다이어트는 지방을 태우고 근육을 유지하는 것

몸무게가 가벼워지는 것과 늘씬해지는 것, 몸무게가 무거워지는 것과 뚱뚱해지는 것은 완전히 일치하는 개념이 아닙니다. 몸무게가 줄어도 근육만 사라지고 체지방은 그대로라면 올바른 다이어트라고 할 수 없습니다. 올바른 다이어트란 적당한 식사 제한과 운동으로 체질량지수를 적정한 정도로 줄이되 근육량을 유지하는 것입니다. 비만도의 지표로서 BMI(Body Mass Index)가 잘 알려져 있는데, 이것은 체격지수일 뿐 근육과 뼈, 체지방의 비중 차이는 고려하지 않습니다. BMI에서는 정상으로 판정되어도 체지방계로 측정한 체질량지수가 25% 이상이면 비만이라고 봅니다. 한편 BMI에서는 비만으로 판정되었으나 체질량지수는 표준인 경우도 있습니다. 이럴 때에는 비만이라고 하지 않고 '과체중'이라고 합니다. 즉 체중이나 BMI만으로 판단하고 다이어트를 하는 것은 바람직하지 않습니다.

지방을 잘 빼기 위해서는 균형 잡힌 '고단백 저칼로리'의 식사를 하도록 힘써야 합니다. 몸무게를 줄이고 싶다고 달걀이나 사과, 바나나 등 한 종류의 음식만 먹는 '원푸드 다이어트'를 하거나, 식사를 거르면 지방뿐 아니라 근육까지 줄어들어 버립니다. 그러면 수척해 보이고 건강한 아름다움을 잃어버리게 됩니다. 또한, 다이어트로 근육이 줄어서 기초대사량이 저하되면 적정한 칼로리의 식사로 돌아가는 것만으로도 다시 몸무게가 늘어납니다. 이것이 흔히 말하는 '요요'입니다. 요요로 늘어나는 것은 근육이 아니라 지방입니다. 아름답게 살을 빼는 데 지름길은 없습니다. '고단백 저칼로리' 식사를 하고 계속적인 유산소 운동으로 지방 세포 속에 박혀 있는 지방을 분해하여 연소시키는 것은 필수적인 다이어트의 2가지 조건입니다.

그렇다고는 하나 고단백 저칼로리 식사법과 계속적인 유산소 운동은 괴롭다고 느끼는 분들이 많은 것도 사실입니다. 그 괴로움을 화장으로 완화할 수 있고, 화장을 통하여 지방의 연소 효율이 높아진다고 하는 등의 연구 결과가 보고되었습니다. 그러한 효과의 메커니즘과 실험 내용을 자세히 소개하도록 하겠습니다.

지방을 잘 연소시키는 카페인과 자몽 향기

체질량지수를 높이는 주범은 바로 몸속의 지방 세포 속에 있는 중성지방입니다. 식사를 통하여 얻은 에너지 중에서 기초대사에 속하는 호흡과 혈액순환 등의 생체 활동과 운동 등의 생활 활동대사로 소비되지 못하고 남은 에너지가 중성지방으로 축적됩니다. 축적된 중성지방을 소비하기 위해서는 '지방산'과 '글리세린'으로 분해한 다음, 혈액으로 운반하여 근육 조직 등에서 에너지로 사용되어야 합니다. 지방 분해로 생성된 지방산을 최대한 소비하고 연소시키기 위해서는 세포 속에 있는 미토콘드리아의 '탈공역단백질'(UCP : UnCoupling Protein, 지방연소 단백질)의 증가가 효과적입니다.

우리는 교감신경을 활성화하면 UCP가 증가함으로써 지방이 잘 연소된다고 하는 이론을 확립하였습니다.[57] 백색 지방 세포와 갈색 지방 세포 중 흔히 지방이라고 불리는 백색 지방 세포에서는 3종류의 UCP 중 'UCP-3'가 증가한다는 것을 확인하였습니다. 이는 즉 백색 지방 세포에서 중성지방을 잘 연소한다는 것을 뜻합니다. 또한, 교감신경이 활성화된 때에 분비되는 노르아드레날린이라고 하는 호르몬에 의하여 UCP가 증가하고, 노르아드레날린에 카페인을 가하면 UCP-3가 더욱 증가하는 상승 효과도 확인할 수 있었습니다.

그래서 우리는 화장품으로 노르아드레날린과 카페인의 양을 증가시켜서 지방이 잘 연소되게 할 수 없을까 생각하였습니다. 아로마는 혈액 속 스트레스 호르몬의 양을 저하시키고, 뇌파의 반응에 따라 진정계와 고양계의 생리심리적 효과가 있다고 합니다. 고양계의 아로마를 사용하면 교감신경을 활성화시켜서 노르아드레날린을 높일 수 있다는 가설을 세웠습니다.

우리는 고양계의 자몽 오일과 페퍼 오일 등을 선정하여 향을 맡았을 때 교감신경의 활동을 조사하였습니다. 구체적으로는 수축기 혈압(최대혈압)의 변동과 혈중 카테콜아민(아드레날린, 노르아드레날린, 도파민)의 양을 측정하였습니다. 자몽과 페퍼에 의한 혈압 변동의 파형을 분석함으로써 수축기 혈압의 저 주파수 성분이 증가하고, 교감신경계의 활동이 활발해 것을 확인할 수 있었습니다〈그림 4-24〉.

페퍼 오일은 혈중 아드레날린도 증가시킵니다.[58] 쥐를 이용한 냄새

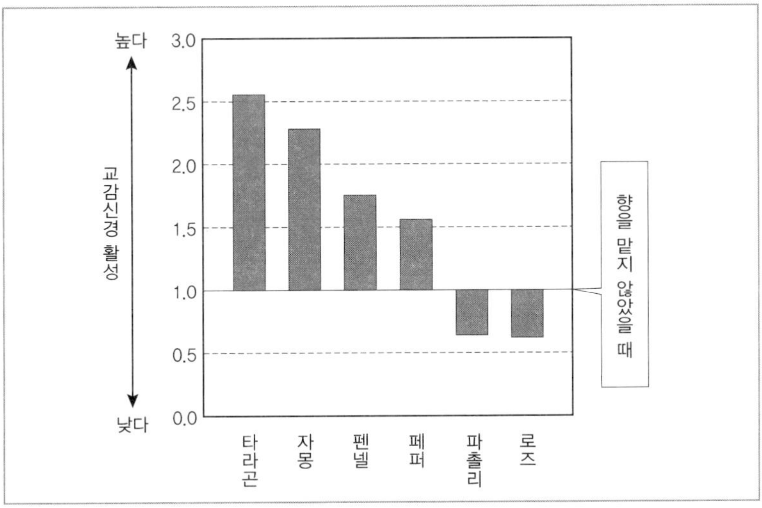

〈그림 4-24〉 아로마의 교감신경 활성에 대한 영향

타라곤과 자몽 등의 향에 의하여 교감신경 활성이 2배 이상 높아졌다.
한편 파촐리와 로즈의 향은 교감신경의 활성을 억제하였다.

실험에서 자몽과 레몬과 같은 감귤계의 향기로 10분간 비강(콧구멍)을 자극한 결과 교감신경의 전기 활동이 활성화되는 것을 알 수 있었습니다.[59] 그리고 마찬가지로 쥐를 이용한 실험에서 자몽 정유에 담근 면 가제를 주 3회 15분간 우리 위에 올려놓았더니 2~3주 후부터 섭식량이 감소하고 체중이 저하되었다는 보고도 있습니다.[60] 우리는 이와 같은 연구 결과를 통하여 자몽 정유의 냄새 자극이 교감신경을 흥분시키고 지방 분해와 발열을 촉진하는 동시에 식욕을 억제함으로써 비만을 막고 체중을 줄여주는 작용을 한다고 생각하게 되었습니다.

이와 같은 일련의 연구 결과를 토대로 우리는 자몽을 기조로 하는 향기 성분에 카페인을 조합하는 슬리밍 이론을 확립하였습니다〈그림 4-25〉. 교감신경을 활성화시켜 노르아드레날린의 분비를 촉진하고

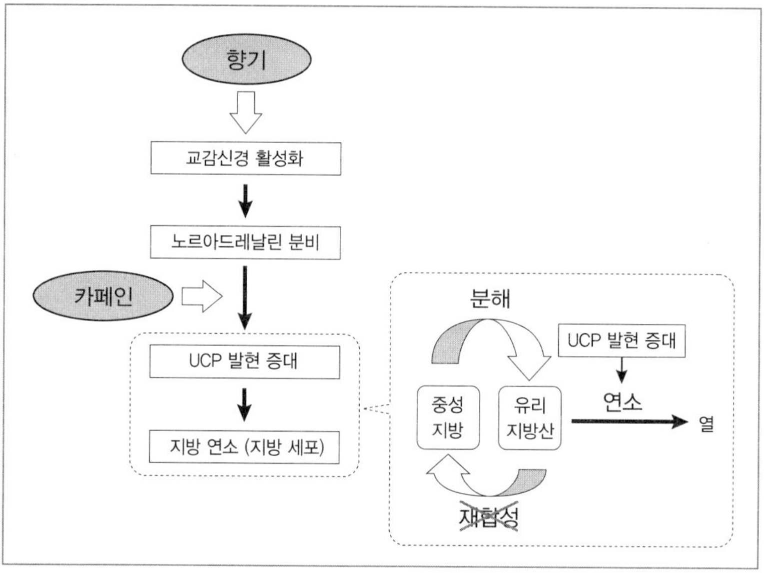

〈그림 4-25〉 새로운 슬리밍 이론

카페인에 의한 중성 지방 분해 효과에 노르아드레날린의 교감신경 활성화 효과를 더한 상승 효과를 통하여 UCP를 효율적으로 증가시키고 백색 지방 세포 내에서 지방을 최대한 연소시킨다고 하는 이론.

지방연소 단백질인 UCP를 상승적으로 증가시키면 효율적으로 지방을 연소할 수 있을 뿐 아니라 중성지방으로 재합성되는 것을 막을 수 있습니다.

실제로 교감신경의 활성화시키는 향료와 카페인을 배합한 보디 크림을 개발하여 20대부터 30대의 표준 체중보다 약간 많이 나가는(BMI 23이상) 여성 20명을 대상으로 1개월간 아침저녁으로 2회씩 신경 쓰이는 부분에 사용하도록 하였습니다. 그 결과 몸무게는 평균 1.1kg, 허리둘레는 평균 1.5cm, 엉덩이둘레는 평균 1.3cm 감소한 것이 확인되었습니다. 또한, 설문조사에서는 '생기가 돈다'는 내용의 답변을 얻어서 교감신경의 활성화를 엿볼 수 있었습니다. 효과가 특히 컸던 분을 대상으로 초음파 단층촬영을 하였더니 배꼽 부근의 피하지방 두께가 평균 3밀리미터 이상(피하지방층의 약 10분의 1에 해당) 얇아졌습니다.

보디 마사지와 아로마로 기분이 밝아지다

보디 크림을 사용한 보디 마사지는 스스로 신체와 피부 상태를 관찰할 수 있어서 다이어트를 계속하는 데 효과적입니다. 앞서 말한 A씨는 지금껏 여러 가지 다이어트를 해왔지만, 자몽의 향기 성분이 배합된 보디 크림을 사용한 보디 마사지는 처음이었습니다. A씨는 전신을 비추는 거울 앞에서 마사지를 하였다고 합니다. 가장 신경이 쓰이는 배와 허리, 팔을 정성 들여 계속 마사지하였더니 점차 그 부분이 부드러워지는 것을 알 수 있었다고 합니다. 변화가 느껴지니까 더욱 신이 나서 '지방아 사라져라'고 주문을 외고, 거울 앞에서 보디 라인을 확인하는 것을 즐기다 보니 1개월이 지나갔다고 합니다. 그리고 보디 마사지와 병행하여 다이어트 효과가 있는 보조식품도 섭취하였다고 합니다.

그 결과 체질량지수는 1.5%, 체중은 2kg, 허리 사이즈는 3cm 감소하였습니다. 이 결과에 본인도 매운 놀란 듯 합니다. 그중에서도 허리가 가늘어지면서 잘록해지고 볼록 나왔던 아랫배가 쏙 들어간 것이 가장 기뻤다고 합니다. 그래서 자연스럽게 웃음이 많아지고, 주위에서도 A씨의 변화를 알아 보았습니다.

A씨 이외에도 실험에 협력하여 주신 분들의 평가에서 보디 마사지를

함으로써 몸과 피부를 의식하고 관심을 갖게 된 것이 다이어트를 계속하는 데 도움이 되었다고 생각됩니다. 예를 들자면 "마사지를 하면서 지금까지 이 정도로 내 몸을 의식하면서 만진 적이 없었다는 것을 알게 되었다.", "보디 라인뿐 아니라 피부 상태도 의식하고 관리해야겠다고 생각하였다.", "슬리밍 에센스를 바르고 마사지를 하면 보디 라인도 변하지만, 그보다 피부가 매끄럽고 부들부들해진 것이 더 기뻐서 더 열심히 해야겠다고 생각하였다." 등입니다.

다이어트의 성과는 하루아침에 나타나지 않는다는 것은 누구나 아는 사실입니다. 다이어트는 즐겁지 않으면 오래 계속할 수 없습니다. 다이어트를 계속하려면 즐거워야 하고 아름다워질 수 있다고 하는 기대감이 중요합니다. 향이 나는 보디 크림을 사용하면 기분이 상쾌하고 발랄해지는 것처럼 아로마를 사용할 때 느껴지는 편안함 또한 다이어트가 괴롭고 힘들기만 한 것이 아니라 오히려 즐겁다고 여기게 만드는 효과가 있습니다. 그리고 다이어트를 할 때에는 올바른 보디 이미지가 중요합니다. 극단적으로 마르고 싶다는 소망은 실제보다 왜곡된 보디 이미지로 인한 것입니다. 직접 손으로 만지고, 눈으로 보며 스스로 확인할 수 있는 보디 마사지는 자신의 체형에 맞는 적절한 보디 이미지를 갖게 하는 데에도 효과가 있습니다.

A씨에게 실시하게 한 보디 마사지 방법을 〈그림 4-26〉에 나타내었습니다. 보디 크림을 손에 덜어, 향기를 맡아가면서 신경이 쓰이는 부분에 도포합니다. 자신의 손으로 바르면서 지방의 단단함, 피부의 거칠고 부드러움 등을 자각할 수 있습니다.

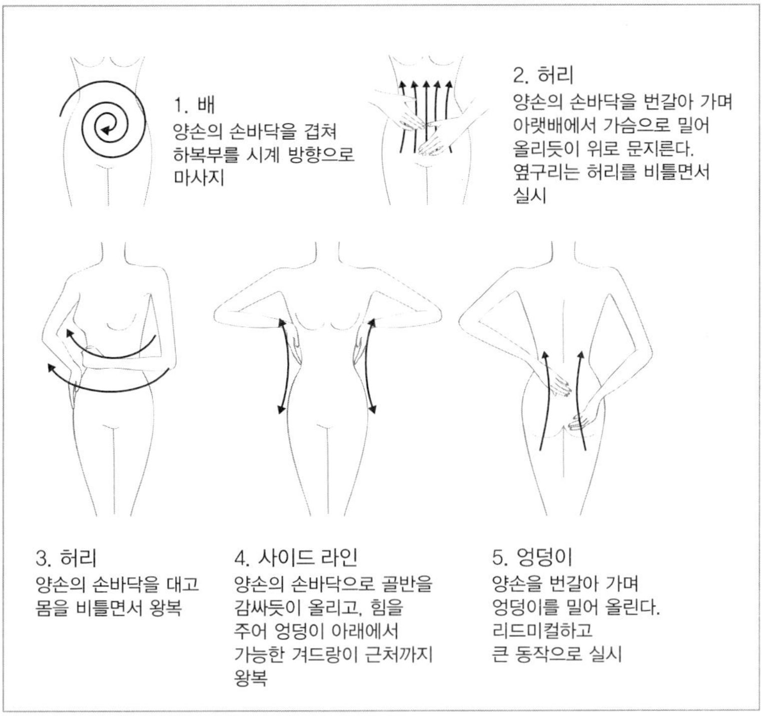

〈그림 4-26〉 보디 마사지 방법

다이어트의 첫 걸음은 생활습관 돌아보기부터

앞서 이야기한 바와 같이 아로마와 카페인, 마사지 등 '넓은 의미에서의 화장'을 잘 이용하면 다이어트에 효과를 볼 수 있지만, 사실 그것만으로는 충분하지 않습니다. 일단 평소의 식습관과 운동 등 생활습관을 돌아보아야 합니다. 식사에서의 주의점은 바로 섭취한 에너지가 소비 에너지보다 많아서는 안 된다는 것입니다. 아무리 섭취 에너지가 적정치 이상이라고 할지라도 운동을 하는 등 소비 에너지가 더 많으면 살은 찌지 않습니다.

그리고 먹는 방법도 중요합니다. 음식을 빨리 먹거나 먹는 것으로 스트레스를 풀면 과식을 하기 쉽습니다. 그러면 섭취 에너지가 많아지고 인슐린 분비도 과도해지는 2가지 원인으로 지방이 축적됩니다. 식사 횟수를 줄여 한 번에 먹는 것도 마찬가지입니다. 야식도 끼니와는 별도로 먹는 것이기 때문에 과식이 될 수밖에 없습니다. 밤에는 자율신경계의 부교감신경이 교감신경보다 더 작용하여 우위가 되므로 위액 분비가 증가하여 소화흡수가 활발해지고 지방이 축적됩니다. 비말원(BMAL1 : Brain and Muscle ARNT-like protein 1)이라고 하는 단백질은 생체 시계가 정상적으로 돌아가도록 컨트롤하는데, 지방세포에 지방이 쌓이게 하는 작용도 합니다. 일반적으로 비말원은 오후 10시 ~ 오전 2시 사이에 가장 양이 많고, 오후 3시 부근에 가장 양이 적어집니다. 그래서 3시에 먹는 간식은 몸에 좋지만, 밤 늦게 먹으면 살이 찌기 쉬운 것입니다.

또한, 보조식품으로 식사를 조절하는 다이어트도 일반적입니다. 이런 다이어트는 하드 다이어트와 소프트 다이어트로 나눌 수 있습니다. 하드 다이어트란 식사 대체형으로 하루 식사 중 한 끼나 두 끼를 저칼로리의 영양 보조식품으로 대체하는 방법입니다. 소프트 다이어트는 식사량은 줄이지 않고 당질 지질의 흡수를 억제하는 성분이나 대사 · 연소를 촉진하는 성분 등이 배합된 보조식품을 섭취하는 방법입니다. 또한, 운동으로 근육을 유지하고 증가시키는 데 도움을 주는 성분이나 기초대사를 높이는 성분이 배합된 보조식품도 있습니다.

다이어트로 피부도 마음도 아름답게

올바르지 않은 다이어트를 하여 몸무게를 줄일지라도 수척해 보인다면 절대로 아름답다고 할 수 없습니다. 외모의 문제만은 아닙니다. 굶는 다이어트를 하면 기분도 만족스럽지 않습니다. 그러나 적절한 식사 조절과 운동과 더불어 자몽처럼 교감신경을 활성화시키는 아로마나 보디 마사지, 보조식품 등을 사용하여 무리하지 않고 즐겁게 적정한 몸무게와 체질량지수를 실현할 수 있다면 피부도 아름다워지고 마음도 풍요로워집니다.

예컨대 운동 지도나 식사 관리, 다이어트 보조식품 등 올바른 다이어트 프로그램을 이용하면 체질량지수가 감소하고 체형이 변화할 뿐 아니라 얼굴 피부의 혈액순환 상태를 나타내는 산소포화도와 피부색의 붉은 기가 증가합니다. 또한, 기분의 상태를 조사하는 일본어판 POMS(Profile Of Mood States)라고 하는 심리 척도에서는 건강함과 활력을 나타내는 '활기'의 상승 경향을 확인할 수 있었습니다.[61] '뚱뚱하다'는 자각에서 '살을 뺐다'는 자각으로의 변화는 자기 자신에 대한 자신감과 자존감까지도 높일 수 있습니다. '뚱뚱하다'는 의식은 과도한 자기 비하로도 이어질 수 있기 때문입니다. 부디 화장을 이용함으로써 오랫동안 즐겁게, 그리고 아름답고 건강해지는 다이어트를 하시기 바랍니다.

시세이도 리서치센터 하제 신이치로
/ 시세이도 뷰티솔루션개발센터
다가이 게이코

10

수면장애

즐거운 자극과 긴장 완화로 수면의 질 향상

현대의 일본 사회는 24시간 끊임없이 활동하는 이른바 불면 사회입니다. NHK 방송 문화연구소가 정기적으로 실시하는 국민생활 시간조사[62]에 따르면, 최근 40년 동안 일본인의 수면 시간은 60분 가까이 단축되어 1960년에 8시간 15분 정도였던 것이 2005년에는 7시간 20분 정도로까지 감소하였습니다. 그리고 올빼미형 생활습관이 증가하여 1960년에는 60~70%의 사람들이 밤 10시에는 이미 잠자리에 들었지만 2005년에는 그 비율이 24%까지 감소하였습니다. 그러나 24시간 불면 사회에 접어들면서 수면 문제로 고생하는 분들이 증가하게 되었습니다. 1998년에 실시된 조사에 따르면 불면증에 시달리는 분들의 비율이 남성이 17.3%, 여성이 21.5%였습니다. 업무, 육아, 가사, 간호 등 가정과 사회에서 일인 다역을 소화해야 하는 현대 여성에게 있어서 양질의 수면을 확보하는 것은 매우 절실한 문제입니다.

한편 나도 모르게 수면 상태가 악화되는 경우도 있습니다. 그런 경우에는 테스트를 통하여 판정할 수 있습니다〈표 4-1〉.

〈표 4-1〉 수면 체크표

각각의 질문 내용에 대하여 과거 1개월 이내에 적어도 주 3회 이상 경험한 적 있는 것의 번호를 골라 O로 표시하시오.

질문 1 잠들기까지의 시간(잠자리에 들어서 잠들기까지 필요한 시간)은 어떻습니까?	**질문 5** 전체적인 수면의 '질'은 어떻습니까?
(0) 언제나 금방 잠이 든다. (1) 평소보다 조금 시간이 걸렸다. (2) 평소보다 상당히 시간이 걸렸다. (3) 평소보다 굉장히 많은 시간이 걸렸다, 또는 전혀 자지 못하였다.	(0) 만족스럽다. (1) 조금 불만스럽다. (2) 상당히 불만스럽다. (3) 굉장히 많이 불만스럽다, 또는 전혀 자지 못하였다.
질문 2 야간 수면 중에 눈이 뜨여 힘들었던 적이 있습니까?	**질문 6** 낮 동안 기분은 어떻습니까?
(0) 문제가 될 정도는 아니었다. (1) 조금 힘들었다. (2) 상당히 힘들었다. (3) 심각한 상태 또는 전혀 자지 못하였다.	(0) 평소와 같다. (1) 조금 우울했다. (2) 상당히 우울했다. (3) 굉장히 많이 우울했다.
질문 3 원하는 기상 시간보다 일찍 눈이 뜨이고 다시 잠들지 못한 적이 있습니까?	**질문 7** 낮 동안의 신체적, 정신적 활동은 어떻습니까?
(0) 그런 적은 없었다. (1) 조금 빨리 눈이 뜨였다. (2) 상당히 빨리 눈이 뜨였다. (3) 굉장히 이른 시간에 눈이 뜨였다, 또는 전혀 자지 못하였다.	(0) 평소와 같다. (1) 조금 저하되었다. (2) 상당히 저하되었다. (3) 굉장히 많이 저하되었다.
질문 4 당신의 총 수면시간은?	**질문 8** 낮 동안에 졸립습니까?
(0) 충분하다. (1) 조금 부족하다. (2) 상당히 부족하다. (3) 전혀 부족하다, 또는 전혀 자지 못하였다.	(0) 전혀 그렇지 않다. (1) 조금 그렇다. (2) 상당히 그렇다. (3) 심하다.

이 테스트는 수면 장애를 판정하기 위하여 아테네대학에서 개발한 것입니다.[63] 세계보건기구(WHO)가 지정한 국제 질병 분류에 의거한 것으로서, 세계 공통 불면 척도로 널리 이용되고 있습니다. 이 아테네 불면 척도는 8가지의 질문에 대하여 자신이 해당하는 번호를 더하여 그 합계 점수가 1~3점이면 수면장애의 걱정이 없고, 4~5점이면 불면증이 조금 의심되고(가능하면 의사와 상담하시기 바랍니다), 6점 이상이면 불면증을 의심(의사와 상담하시기를 추천합니다)한다고 판정합니다.

질 좋은 수면을 확보하기 위해서는 생체 시계의 리듬과 수면 욕구, 긴장 완화의 3가지 요인을 잘 정비하여야 합니다. 요즈음에는 이를 기초로 한 다양한 수면 고민 해소법이 입증되었습니다. 예를 들자면 운동이나 목욕[64], 보조식품 등의 효과가 실증되었고, 넓은 의미에서 화장의 일종인 아로마도 수면 고민을 경감시키는 데 효과적입니다. 우리는 수면장애를 지닌 20대에서 30대의 일본 여성 35명을 대상으로 로즈, 라벤더, 카밀러, 샌들우드 등의 향료를 조합하여 만든 향수를 2주 동안 매일 밤 나이트 코롱으로 사용하게 하였습니다. 설문조사 결과 야간의 수면 상태와 기상 시의 기분 및 컨디션이 좋아졌다고 답변하신 분의 수가 증가하였습니다〈그림 4-27〉.

정신적 요인이 불면을 야기

수면장애와 불면을 야기하는 원인이 몇 가지 밝혀졌습니다. 그중에서도 우선 생체 시계의 리듬이 무너지면 수면에도 영향을 미치게 됩니다.

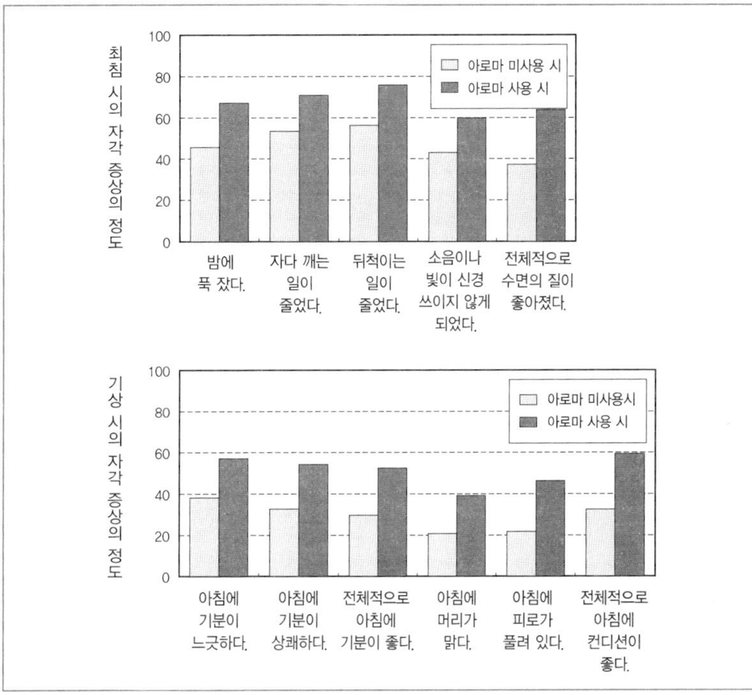

〈그림 4-27〉 아로마를 통한 취침 시(위)와 기상 시(아래)의 자각 증상 개선

수면은 생체 시계의 리듬에 따라 조절됩니다. 자세하게 설명하자면, 우리는 태양의 리듬에 따라서 낮에는 활동하고 밤에는 자는 24시간 주기의 생활을 하지만, 그와는 별도로 유전적으로 대략 24시간 주기의 생체 리듬(서커디안 리듬)를 가지고 태어납니다. 서커디안 리듬은 뇌의 '시교차상핵'이라고 하는 부위에서 만들어지며, 이 생체 시계의 리듬을 기준으로 수면 · 각성 리듬을 비롯하여 대사, 체온, 혈압, 호르몬 분비 등의 신체 기능이 조절됩니다. 생체 시계는 태양의 리듬에 동기화되는 것으로써 아침에 햇빛을 받으면 작동하기 시작합니다. 만약 체내 시계의 리듬이 틀어지면 수면 · 각성 리듬도 이상해져서 잠을 잘 자지

못하고 새벽에 눈이 떠집니다. 그리고 체내 시계 리듬의 혼란은 우울증이나 출근 거부, 등교 거부, 위장병 등의 발병과도 상관이 있다고 여겨집니다.

그리고 수면을 취하는 동안 뇌와 신체가 얼마나 편안한지도 수면의 질에 영향을 미칩니다. 수면이란 뇌가 뇌 자신과 신체에 휴식을 취하도록 하는 상태입니다. 즉 자율신경과 수면 중추를 지휘하는 간뇌와 중추가 사고와 행동을 지휘하는 대뇌를 잠들게 하여 휴식을 취하는 것이라고 할 수 있습니다.

하룻밤 동안의 수면의 변화는 다음과 같습니다. 잠든 후 3시간 정도 동안은 깊은 수면(논렘 수면)이 집중적으로 나타나고, 그 후 논렘 수면 사이에 90분 정도 주기로 얕은 수면(렘 수면)이 나타납니다. 수면 후반에서는 논렘 수면은 잘 나타나지 않아서 조금씩 뇌가 각성되어 깨어날 수 있게 됩니다. 렘 수면은 어류와 파충류 등에서도 볼 수 있는 오래된 타입의 수면으로 주로 신체의 휴식을 부여합니다. 그러나 뇌는 각성에 가까운 상태여서 뇌에 축적된 정보를 다시 정리하거나 기억을 고정시킵니다. 한편 논렘 수면은 조류와 포유류처럼 대뇌가 잘 발달된 항온동물에게서 볼 수 있는 타입의 수면으로, 뇌를 쉬게 하고 피로를 회복시키는 역할을 합니다. 수면 시에 충분히 긴장을 풀면 이와 같은 수면 본래의 역할인 휴식을 취할 수 있지만, 몸이 지쳤거나 스트레스를 받은 상태에서는 수면의 질이 나빠지고 휴식을 취할 수 없게 됩니다.

스트레스를 받으면 뇌의 하수체로부터 '부신피질자극 호르몬'이 분비되는데, 이 호르몬은 수면을 억제하는 작용을 합니다. 또한, 수면 중에는 자율신경의 교감신경계의 활동이 저하되고 부교감신경계의 활동이 활발해져서 뇌와 몸의 긴장을 풀고 피로를 회복하지만, 스트레스 등으로 인하여 자율신경계의 균형이 무너지면 수면의 질 저하를 부르게 됩니다.

여성의 라이프 사이클과 수면장애

그리고 여성이 수면장애에 시달리는 사정은 따로 있습니다. 수면은 여성 호르몬이라고도 하는 난포 호르몬과 깊은 관계가 있기 때문입니다. 난포 호르몬은 사춘기에 분비가 왕성해지기 시작하여 20~30대에 절정을 맞이한 후, 40대를 지나면서 분비가 줄어듭니다. 또한, 월경 주기와 임신, 출산 등에 의해서도 난포 호르몬의 분비량이 크게 변화합니다. 이처럼 여성은 남성에 비하여 호르몬 변동이 크기 때문에 상대적으로 더 쉽게 수면장애가 발생합니다.

여성 특유의 4가지 수면장애에 대하여 설명하도록 하겠습니다.

월경으로 인한 수면장애

월경이 가까워지면 잠이 잘 오지 않거나, 반대로 월경 전후나 월경을 할 때 과도하게 졸음을 느끼는 경우가 있습니다. 여성의 월경 주기는 '난포 호르몬'과 '황체 호르몬'이라고 하는 2가지의 여성 호르몬에 의하여 조절되는데, 배란기부터 월경 직전까지 분비가 왕성해지는 황체 호르몬은 수면의 질을 저하시키는 것으로 밝혀졌습니다. 황체 호르몬은 체온을 상승시키기 때문에 체온의 생체 리듬의 혼란을 야기합니다. 그로 인하여 수면 · 각성 리듬이 완만해져서 밤에 잠이 잘 오지 않거나 머리가 아프고 초조해지는 등 몸과 마음에 문제가 발생하게 됩니다. 또한, 월경 전에는 평소처럼 자도 깊은 수면(논렘 수면)의 비율이 감소하기 때문에 낮에 졸음을 느끼게 됩니다.

임신과 출산으로 인한 수면장애

임신 초기에는 황체 호르몬이 증가합니다. 그리고 황체 호르몬의 최면 작용으로 말미암아 과도한 졸음을 느끼게 됩니다. 임신 후기에는 자궁의 확대와 수축, 태동으로 인한 위화감, 요통 등의 원인으로 인하여 밤에 자다가 깨는 일이 많아집니다. 수면이 부족하기 때문에 낮에는 졸음을 느끼고 낮잠을 자게 됩니다. 또한, 출산 후에는 급격한 호르몬 변화에 더하여 육아로 인한 심리적 스트레스, 밤에 아기가 울거나 수유를 해야 하는 등 수면이 끊어져서 낮 동안의 졸음과 피로감이 증가합니다.

갱년기의 수면장애

여성은 40세가 지나면 난소 기능이 저하되기 시작하고 50세 전후에 폐경을 맞습니다. 이 사이에는 난포 호르몬의 분비가 급격하게 감소하기 때문에 폐경을 하기 몇 년 전부터 폐경 후 몇 년 동안 안면 홍조,

발한, 냉증, 가슴의 두근거림, 정서불안, 우울 등 다양한 증상을 호소하게 됩니다. 많은 여성들이 이와 같은 갱년기 증상과 더불어 불면에도 시달리게 됩니다. 또한, 이 시기에는 자녀의 독립, 남편의 정년퇴직 등으로 상실감과 스트레스에 직면하기 쉬운 라이프 이벤트도 겹치므로 심리적 요인도 불면에 큰 영향을 줄 것으로 생각됩니다.

고령자의 수면장애

고령자의 수면장애는 남성보다 여성에게 더 많이 나타난다고 합니다. 고령이 되면 수면 · 각성을 지휘하는 체내 시계의 리듬이 틀어지고 뇌의 기능 자체도 저하되어서 깊은 수면(논렘 수면)을 만드는 힘이 약해집니다. 그래서 수면의 질이 나빠지는 것입니다. 외출을 할 기회가 줄어들기 때문에 낮 시간 동안 쬐는 햇빛의 양과 활동량이 감소하여 생체 리듬이 무너지고 수면이 불규칙해집니다. 그리고 뇌가 수면을 만들어내는 능력이 저하되면 야간에 숙면을 취하지 못하거나 낮 동안에 강한 졸음을 느끼고 낮잠을 자는 일이 많아집니다.

이와 같은 여성 특유의 생리적인 요인으로 인한 수면 상태 변화뿐 아니라, 여성의 라이프 스타일도 수면에 큰 영향을 미칩니다. 직장 여성들은 업무로 인한 스트레스에 시달리고, 결혼하여 임신과 출산을 한 후에는 마타니티 블루(maternity blue)나 육아 스트레스, 한밤중의 수유 등으로 생활이 불규칙해지기 때문에 수면의 상태가 나빠지게 됩니다. 그 밖에도 육아, 가사, 간호, 가정 내의 스트레스 등 여성의 양질의 수면을 저해하는 심리 · 사회적 요인은 무궁무진합니다. 가정과 사회에서 일인다역을 소화하여야 하는 여성들이 무리를 해서라도 가장 먼저 희생하는 것이 수면이지만, 아름다움과 건강 유지에 없어서는 안 되는 것 역시 수면입니다. 하루 6~7시간은 수면을 취하도록 신경을 쓰시기 바랍니다.

스킨케어와 메이크업으로 수면의 질을 향상시키다

여성은 생리적인 이유나 심리 · 사회적인 이유 때문에 만족스러운 수면을 취하기 힘들어지기 쉽지만, 평소에 습관적으로 하는 화장 행동이 수면의 질을 향상시키는 데에 도움이 된다고 합니다.

예컨대 밤에 늦게 자고 아침에 늦게 일어나는 날이 반복되면 생활 리듬에 무너져 생체 시계가 제대로 기능하지 못하고 수면의 질이 저하됩니다. 따라서 정해진 시각에 자고 일어나는 규칙적인 생활을 하도록 노력함으로써 생체 시계의 리듬을 맞추는 것이 중요합니다. 그리고 생활의 리듬을 맞추는 데 아침의 스킨케어나 메이크업이 도움이 됩니다. 많은 여성들이 외출 전에 메이크업을 하면서 마음을 다잡고 기운을 냅니다. 조금 가벼운 우울 증상이 있는 60대 전후의 일본인 여성 19명을 대상으로 3개월에 걸쳐 메이크업 테크닉을 지도하고 매일 메이크업을 실천하도록 하였더니, 이전보다 수면에 대한 불만이 경감되었다는 것이 설문조사로 밝혀졌습니다.[65]

기상 시의 스킨케어와 메이크업은 깨어 있는 느낌을 강하게 하고 정신을 맑게 하므로 수면 상태에서 각성 상태로 옮겨가는 스위치라고 할 수 있습니다. 한편 취침 전의 스킨케어는 긴장을 풀어주고 마음을 느긋하게 하므로 각성 상태에서 수면 상태로 옮겨가는 스위치가 됩니다. 따라서 아침의 메이크업과 밤의 스킨케어로 생활 리듬을 뚜렷하게 하면 수면의 질을 향상시키는 데 도움이 됩니다.

아로마로 수면의 질을 향상시키다

취침 전이나 기상 시에 아로마를 잘 사용하면 긴장이 완화되어 수면의 질을 향상시키는 데 도움이 됩니다. 로즈, 라벤더, 카밀러, 샌들우드, 오렌지 등 릴랙스 타입의 향기 중에서 기호에 맞는 향기를 선택하는 것이 좋겠습니다. 시판되는 아로마 테라피용 정유를 몇 방울 티슈 페이퍼에 적셔서 베갯맡에 두고 방향제로 사용하는 등 향이 은은하고 자극적이지 않을 정도로 조절합니다. 그리고 아침에는 레몬, 자몽, 재스민 등 리프레시 타입의 향기는 정신을 맑고 상쾌하게 하는 데 도움을 줍니다.

우리는 40대부터 60대 사이의 서양 여성(이탈리아, 프랑스, 독일, 미국) 400명을 대상으로 몸과 마음의 상태를 조사함으로써 갱년기 증상과 우울 증상의 증가를 확인하였을 뿐 아니라, 앞서 소개한 아테네 불면 척도로 수면 상태의 악화를 확인할 수 있었습니다.

그래서 우리들은 라벤더와 샌들우드 등 전통적으로 수면을 개선에 효과가 있다고 전해지는 향료 등을 배합하여 진정계의 향료를 개발하였습니다. 의식 수준 조사에 쓰이는 수반성 음성변동(CNV :

Contingent Negative Variation)이라고 하는 뇌파의 일종을 측정하여 향료의 진정 효과를 확인할 수 있었습니다〈그림 4-28〉. 이 실험에서는 40대부터 50대의 프랑스 여성 99명을 대상으로 2주 동안 밤에 방향제로 사용하도록 하였습니다. 그 결과 중도 각성, 숙면감과 같은 야간 수면 상태와 '여유로움', '상쾌함' 등 각성 시 받는 느낌이 개선되는 효과를 확인할 수 있었습니다. 이 향료에 수면을 유도하는 효과가 있다고 여기고 나이트크림에 배합하여 보았습니다. 앞서 소개한 20대에서 30대의 일본 여성을 대상으로 한 연구 결과에 비교하였을 때 아로마는 어느 연령대, 어느 인종의 수면장애에도 효과를 기대할 수 있다고 생각됩니다.

그리고 향이 전혀 느껴지지 않거나, 은은하게 느껴지는 정도의 향기 성분인 세드롤(삼나무, 소나무, 노송나무의 잎 등에서 추출되는 시더

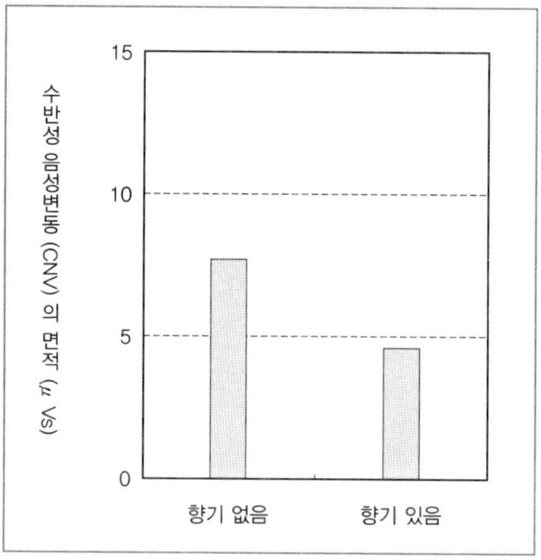

〈그림 4-27〉 아로마의 진정 효과

향기를 맡고 뇌파의 일종인 수반성 음성변동(CNV)의 면적이 작아졌는데, 이는 그 향기에 진정 효과가 있다는 것을 나타낸다.

유에 존재)을 취침 전에 실내에 휘발시켰더니 총 수면시간이 연장되고 잠들기까지의 시간이 단축되었으며 수면 효율이 상승되었다고 합니다.[66] 세드롤은 교감신경 활동을 진정시키는 작용을 합니다. 따라서 수면에 대한 이러한 효과는 교감신경계에서 부교감신경계로 원활하게 옮겨갔기 때문이라고 분석할 수 있습니다. 아로마에는 향기 성분과 같은 그 자체의 효과와 향을 맡음으로써 얻을 수 있는 편안함과 긴장 완화와 같은 생리 심리적 효과라고 하는 두 가지 측면이 있다는 것이 점차 밝혀지고 있습니다.

수면을 케어하는 것은 낮 시간의 활동을 케어하는 것

잘 때의 상태와 깨어있을 때의 상태는 동전의 앞뒤와도 같은 관계입니다. 만족스러운 수면을 취하기 위해서는 낮 동안의 생활을 재검토하여야 합니다. 스트레스가 쌓였는지, 낮잠을 너무 오래 잤는지, 카페인을 너무 많이 섭취하였는지, 자기 전에 게임이나 격렬한 운동을 하였는지 등 수면을 방해하는 요인은 없는지 체크하는 것이 좋겠습니다.

그리고 아로마와 메이크업, 스킨케어는 피부뿐 아니라 기분까지 상쾌하고 쾌활하게 하여 낮 시간을 즐겁고 충실하게 보낼 수 있도록 합니다. 이와 같은 충실감은 수면의 질을 개선할 수 있는 가능성을 내포한다는 점을 유의하시기 바랍니다. 평소 습관처럼 하는 화장이지만 화장을 함으로써 낮 시간의 생활이 즐겁고 풍요로워지고, 그 만족감은 수면의 만족감으로 이어지기 때문입니다.

Make-Up Therapy

5장

시세이도 경영기획부
이나가키 가즈마사

중·고령층 여성을 건강하게 하는 5가지 시점

'멋'으로 자신감 회복하기

중 · 고령층 여성은 젊었을 때에 비하여 외모에 자신을 잃고 노화로 인한 다양한 심신 트러블을 겪습니다. 그 결과 매사에 소극적이고 활기를 잃어버리기 쉽습니다. 우리는 중 · 고령층 여성이 '멋지고' 건강해지는 데 화장의 힘을 이용하고자 60대 여성을 위한 미용에 관한 연구를 시작하였습니다. 우리의 검증에 협력하여 미용법을 실천하고 습득하신 분은 매우 멋지고 건강해지셨습니다.

권두의 그림 5에 등장해 주신 D씨가 바로 그 대표적인 예입니다. 외모도 스타일리시해지고, 친구들로부터 "표정이 밝아졌다.", "생기가 넘치고 자신감에 차있다."라는 말도 많이 듣게 되었습니다. D씨 본인도 "정말로 좋은 기회를 주셔서 감사합니다. 우리도 아직 더 예뻐질 수 있고, 인생은 지금부터라는 것을 깨달았습니다. 성격도 적극적으로 바뀌었어요."라고 말씀하셨습니다. 중 · 고령층 여성이 화장의 힘으로 멋져지고 건강도 되찾은 것입니다.

60대 여성의 미용 및 치장에 대한 현재 상황

미용법 연구에 앞서 우리는 60대 여성의 현재 상황을 분석하였습니다. 20대부터 60대까지의 여성(2,814명)을 대상으로 2008년에 실시한 미용에 관한 인터넷 의식 조사에 따르면 "나이를 먹어도 아름답게 꾸미고 싶다."라는 마음은 모든 연령대에서 높게 나타났지만, 그중 60대가 가장 낮았습니다〈그림 5-1〉. 나이 때문에 포기하였기 때문인지도 모르겠습니다.

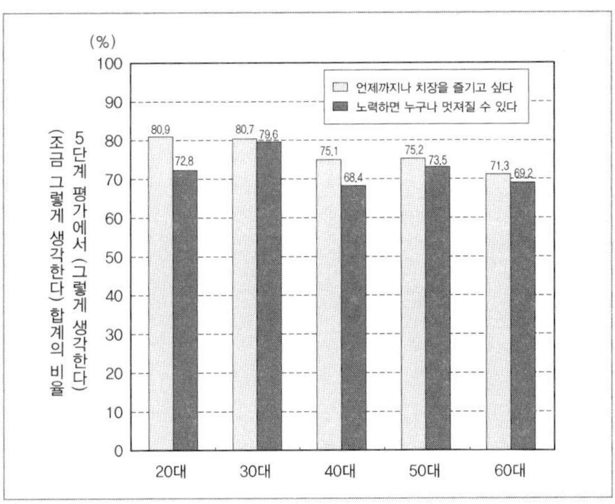

〈그림 5-1〉 각 연령대별 '치장'과 '멋'에 대한 의식

60대는 다른 연령대보다 긍정적인 의견의 비율이 조금 낮다. 대상자의 수는 20대가 356명, 30대가 368명, 40대가 370명, 50대가 883명, 60대가 837명.

또한, "미용이나 치장이 옛날과 변함없다."라고 하는 분이 절반에 가까워서 높은 비율을 차지하였습니다〈그림 5-2〉. 나만의 스타일을 고수하는 분의 비율도 높아 과반수를 차지하였습니다. 그래서인지 "나에게 어울리는 것이 무엇인지 모르겠다."라고 대답하신 분은 다른 연령대보다도 적은 약 20%에 불과하였습니다. 이는 즉, 자신만의 스타일을 고수한다는 의미로 받아들일 수 있습니다. 한편 "어울린다면 지금과는 다른 새로운 스타일을 시도하고 싶다."라고 하는 분도 약 60%에 육박하였습니다.

우리는 이 데이터로부터 60대의 분들은 사실 평소와는 다른 스타일로 치장하고 싶은 마음을 가지고 있으나, 그 방법을 몰라서 혹은 시도할 자신이 없기 때문에 현 상태에 만족하는 것이라고 결론지었습니다.

그리고 60세 전후(58~62세)의 여성 60명을 대상으로 현재의 화장과 패션에 대한 상황을 자세히 조사하여 보았습니다. 구체적인 조사 내용은 다음과 같습니다.

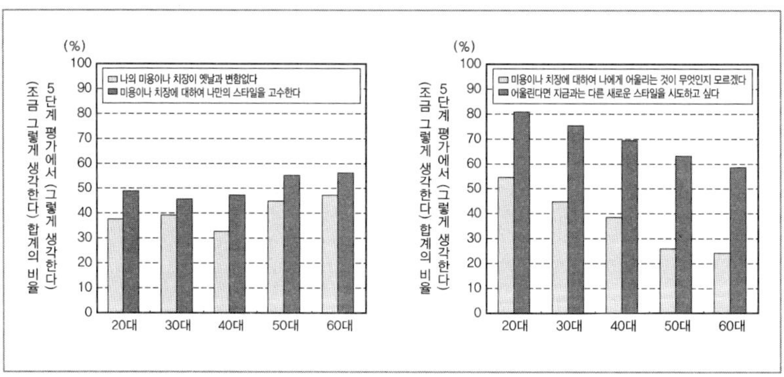

〈그림 5-2〉 미용과 치장에 대한 현재 상황

60대는 옛날과 변함없는 자신만의 스타일을 고수하는 한편
새로운 스타일을 시도해보고 싶어하는 비율도 높았다. 대상자 수는 〈그림 5-1〉과 같다.

우선 ‘휴일 오랜만에 동성의 친구 몇 명과 만나 에비스(역 : 레스토랑이 밀집해 있는 동경의 한 지명)의 캐주얼 프렌치 레스토랑에서 런치를 즐긴다’는 상황을 가정하게 하였습니다. 이 전제로 대상자 스스로 메이크업, 헤어스타일, 패션을 고르게 하고 준비를 마친 후에 얼굴과 전신의 사진을 찍었습니다. 그 사진을 20대(24~28세)의 여성 25명과 동년배(58~62세)의 여성 25명이 보여 ‘얼마나 스타일리시한가’를 평가하게 하였습니다.

대상자에게는 ‘미용 의식’ 정도를 파악하기 위하여 설문조사를 한 다음 다른 사람이 본 ‘스타일리시함’의 평가 관련을 살펴보았습니다. 그 결과 본인의 미용 의식이 높다고 하여 다른 사람도 ‘스타일리시’하게 보는 것은 아니라는 점을 알 수 있었습니다. 이 결과는 60세 전후 분들의 ‘스타일’에 대한 노력이 반드시 열매를 맺는 것만은 아님을 의미합니다.

앞서 소개한 인터넷 조사에서 60세 전후 여성들을 대상으로 아름다움과 건강을 지키기 위하여 어떠한 정보와 상품이 필요한지 38개 항목 중에서 고르도록 하였더니 ‘나에게 어울리는 치장 방법’이 가장 많은 선택을 받았습니다(2008년 6월 실시. 대상은 58~62세의 여성 1,171명). 다시 말해 이 연령대에는 치장에 대한 관심이 매우 높은 것입니다.

그렇지만 현재 60세 전후의 연령대를 위한 미용이나 패션, 치장에 대한 상품, 정보, 서비스가 부족한 것이 사실입니다. ‘나이를 먹으면 미용이나 패션, 치장에 그다지 신경 쓰지 않는다’는 선입관이 지배적이기 때문인지도 모르겠습니다.

그러나 오늘날의 60세 전후를 ‘세대’라는 시점으로 따진다면 ‘베이비붐 세대'라고 할 수 있는 분들입니다. 이 세대는 그룹 사운드와 미니스커트로 대표되는 새로운 문화와 가치관을 적극적으로 받아들인 선구적이고 활동적인 세대입니다. 우리들은 이러한 베이비붐 세대야말로 '나이를 먹을수록 멋진 여성'을 대표하는 중심적인 존재가 될 수 있다고 생각합니다. 또한, 멋지게 나이를 먹는 분들이 늘어난다면 젊은이들로부터도 '나중에 저렇게 나이를 먹었으면 좋겠어'라는 일종의 '동경'과 같은 긍정적인 느낌을 줄 수 있을 것이라고 굳게 믿습니다.

그래서 우리는 자신도, 스스로도 그리고 타인에게도 멋지게 보이는 60대 여성을 위한 '한 수준 더 세련된 스타일'을 실현하는 미용법을 연구하였습니다. 3개월에 걸친 미용 레슨에 참가하여주신 분들은 앞서 소개한 D씨처럼 커다란 변화를 확인하였습니다. 외모를 스스로 '멋지게' 가꿀 수 있게 되면서 표정과 행동까지도 변하여 밝고 적극적인 모습을 보였기 때문입니다.

다른 장에서도 이야기한 바와 같이 외모는 내면과 이어져 있습니다. 한 사람 한 사람이 생기발랄하게 생활하면 사회도 활기가 넘치고 매력적인 사회가 됩니다. 그러한 마음을 담아 '멋져지고 싶다'는 소망을 실현할 수 있도록 마음까지 풍요로워지게 만드는 미용법을 5가지 시점으로 나누어 사례와 함께 소개하도록 하겠습니다.

시점 1

시세이도 리서치센터
오쓰보 미쓰에

스킨케어편

표정근을 단련하여 마음까지도 밝게

우선 〈사진 5-1〉의 왼쪽과 중앙의 사진을 보아 주시기 바랍니다. 20대와 60대의 무표정한 얼굴 사진입니다. 20대 여성은 표정이 전혀 없음에도 불구하고 미소를 짓고 있는 것처럼 보이지만, 60대 여성은 어딘가 언짢은 것처럼 보입니다. 이러한 인상의 차이는 얼굴의 형태와 피부 상태의 차이로 인한 것입니다. 젊은 여성은 볼이 봉긋하게 올라가 있고, 피부는 탱탱하고 매끈하며, 입꼬리가 올라가 있습니다. 그래서 표정이 없어도 미소를 지을 때의 요소들이 있기 때문에 마치 미소를 짓고 있는 것처럼 느껴지는 것입니다. 한편 60대 여성이 무표정하게 있으면 웃을 때처럼 볼이 봉긋하게 올라가 있지 않고, 피부가 눈에 띌 정도로 처져 있으며, 피부도 매끈해 보이지 않습니다. 또한, 일반적으로 화가 났을 때에는 미간에 주름이 생기고 언짢을 때에는 입꼬리가 내려가는데, 60대 여성의 무표정한 사진에서 그러한 요소를 찾아볼 수 있습니다. 이러한 까닭에 화가 나고 기분이 언짢은 것 같은 인상을 주는 것입니다.

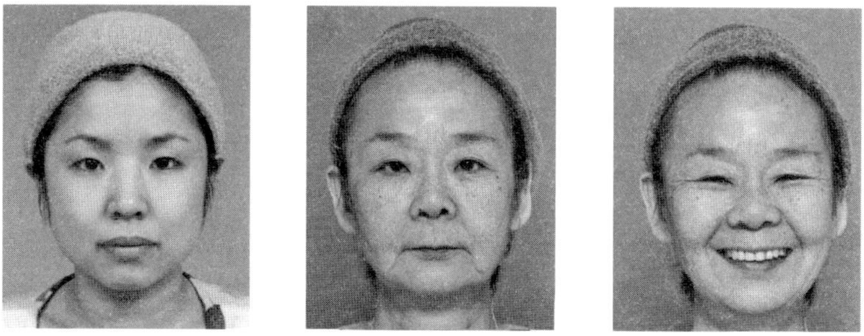

20대 무표정 60대 무표정 60대 웃는 얼굴

〈사진 5-1〉 20대와 60대 여성의 얼굴 비교

무표정한 얼굴이어도 20대는 웃고 있는 것처럼 보이지만 60대는 언짢은 것처럼 보인다.

그러나 60대 여성이라도 웃는 얼굴을 하면 부정적인 인상을 주는 요소들이 사라져 버립니다〈사진 5-1의 오른쪽〉. 또한, 볼의 처짐이 줄어들고, 피부가 탱탱하고 매끈해져서 보다 생기발랄하고 예쁘게 보입니다. 우리는 바로 이러한 점에 주안점을 두었습니다. 얼굴의 형태 변화는 표정근에 의하여 만들어집니다. 따라서 표정근을 단련하면 볼의 처짐이 줄고 피부가 탱탱해져서 젊고 아름다운 인상을 키울 수 있을 것이라고 생각하였습니다.

그뿐 아니라 웃음을 지으면 본인도 기분이 밝아집니다. 얼굴과 피부, 마음마저 생기발랄해지는 미용법을 소개하여 드리도록 하겠습니다.

표정근을 단련하여 쾌활한 인상 만들기

50대에서 60대 여성 32명을 대상으로 표정근을 단련하여 생기발랄한 표정을 만드는 운동법인 '페이스 머슬 프로그램'과 피부의 탄력을 주는 효과가 있는 화장품 사용을 6주 동안 매일 실천하게 하였더니 참가자들로부터 기분 좋은 반응을 많이 얻을 수 있었습니다. A씨는 "운동과 스킨케어를 하여 생기발랄하고 빛나는 내 얼굴이 멋져 보여요. 거울을 보는 것이 아주 즐거워졌습니다. 지금까지는 아이들도 다 크고 나 혼자 남겨진 것 같아 쓸쓸했는데, 그런 기분이 표정으로 나타났는지도 모르겠어요. 생각까지 낙천적으로 바뀌었어요."라고 하였습니다. B씨는 "오랜만에 만난 친구에게 '뭐 좋은 일 있었어? 안색이 참 밝은 게 즐거워 보인다'는 말을 들었어요. 나이가 있어서 많이 변할 것이라 기대하지 않았는데 정말 기뻐요."라고 행복해하셨습니다. C씨는 "피부 관리를 시작한 후부터 사진을 찍으면 웃는 얼굴이 즐거워 보이더라고요. 그래서 사진을 액자에 넣어 장식하였답니다."라고 이야기하였습니다. 표정근 운동과 피부 관리를 병행함으로써 피부에 탄력이 생겨서 표정이 바뀌고 마음도 긍정적이 된 것입니다. 그 변화는 주위 사람들에게도 뚜렷하게 전달된 것을 알 수 있었습니다.

웃는 얼굴에 어떠한 변화가 있었던 것일까요? 오므론사의 'OKAO VISION'이라고 하는 측정기로 미소의 정도를 측정하여 보았습니다. 운동을 시작하기 전에 비하여 4주 후와 8주 후에 그 정도가 향상되었습니다. 표정근을 단련함으로써 움직임이 크고 부드러워져서 웃음을 짓기 편해졌기 때문이라고 생각됩니다. 얼굴 처짐에 대해서도 운동을 시작하기 전과 후에 측정한 결과, 처짐이 경감되고 볼이 리프트업되었습니다. 이와 같은 형태의 변화를 통하여 인상도 젊어 보이게 되었습니다.

나이를 먹으면 얼굴의 표정근도 약해진다

왜 표정근을 단련하였더니 얼굴의 표정과 인상이 변하였을까요?

안면은 몇 개의 표정근으로 둘러싸여 있는데 표정근은 나이를 먹을수록 약해집니다. 야마가타대학교와 시세이도의 공동 연구에서 표정근의 하나인 구륜근과 안륜근의 기능을 근전도를 통하여 연령별로 측정한 결과[1], 60대와 70대에는 표정근의 기능이 상당히 저하되는 것을 알 수 있었습니다. 그래서 나이를 먹을수록 표정을 짓기 어려워지고 얼굴을 수월하게 움직이기 힘들어진다고 생각됩니다.

그 밖에도 나이를 먹을수록 피부가 처지고, 주름도 생기는 데다 오랜 시간 동안의 표정 습관 등이 얼굴의 움직임에 영향을 끼쳐서 중 · 고령층 여성은 무표정하게 있으면 언짢은 것처럼 보인다고 합니다.[2] 그리고 본인은 웃고 있는데 다른 사람이 보기에는 웃는 것처럼 보이지 않는 것도 이러한 이유입니다. 그래서 중 · 고령층 여성의 표정은 피부의 아름다움과 젊음에 영향을 미치고 특히 웃음을 지을 때에 피부가 더 예쁘게 보인다고 생각하게 되었습니다.

50대 후반에서 70대 전반의 여성 3명의 무표정, 미소, 함박웃음, 불쾌한 얼굴의 4가지 표정의 얼굴 사진 12장을 가지고 동년배 여성 46명에게 피부 상태와 얼굴의 인상을 평가하게 하였습니다. 4가지 표정 중 함박웃음을 지을 때가 가장 피부가 아름답고 젊어 보인다고 평가되었습니다〈그림 5-3〉.[3] 무표정에 대한 피부 평가는 아쉽게도 불쾌한 얼굴에 대한 평가와 비슷하였습니다. 표정별 피부 평가에서는 볼의 봉긋함, 얼굴 전체의 입체감, 윤기, 투명감, 건강한 홍조, 탄력이 표정에 따

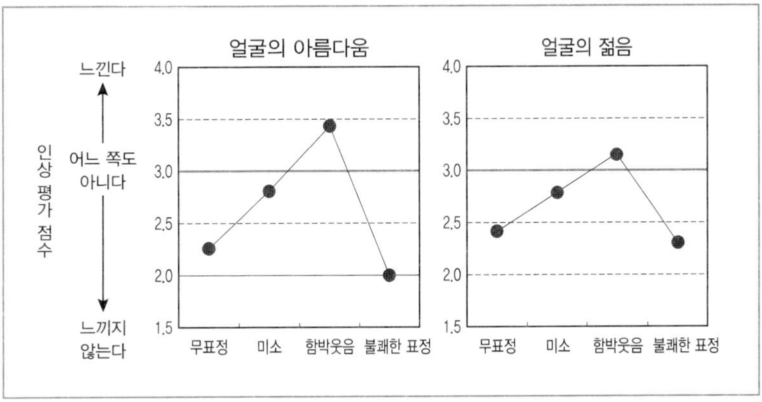

〈그림 5-3〉 중 · 고령층 여성의 표정에 따른 얼굴의 인상

함박웃음을 지었을 때 가장 얼굴이 아름답고 젊어 보였다.

라 차이를 보였습니다. 얼굴의 형상을 3차원 측정하였더니 노화로 인하여 눈 아래와 볼, 페이스라인 아래가 부풀고 요철이 두드러졌습니다. 웃음을 지으면 부풀어 있던 아래쪽 볼이 쏙 들어가고 위쪽 볼이 봉긋하게 솟아오르며, 움푹 패어있던 눈 아래가 차올라 얼굴의 요철이 줄고 윤곽선이 부드러워지는 것을 알 수 있었습니다. 웃음을 지으면 볼의 처짐이 줄고 피부의 윤기와 탄력이 생겨 피부를 보다 생기발랄하고 예쁘게 보입니다.

페이스 마사지 프로그램

마지막으로 근육 운동인 '페이스 머슬 프로그램'을 소개하겠습니다. 우선 준비 체조인 페이스 스트레칭부터 시작합니다〈그림 5-4의 위〉. 각각의 표정을 짓고 10초간 유지합니다. 이어서 근육을 단련하는 페이

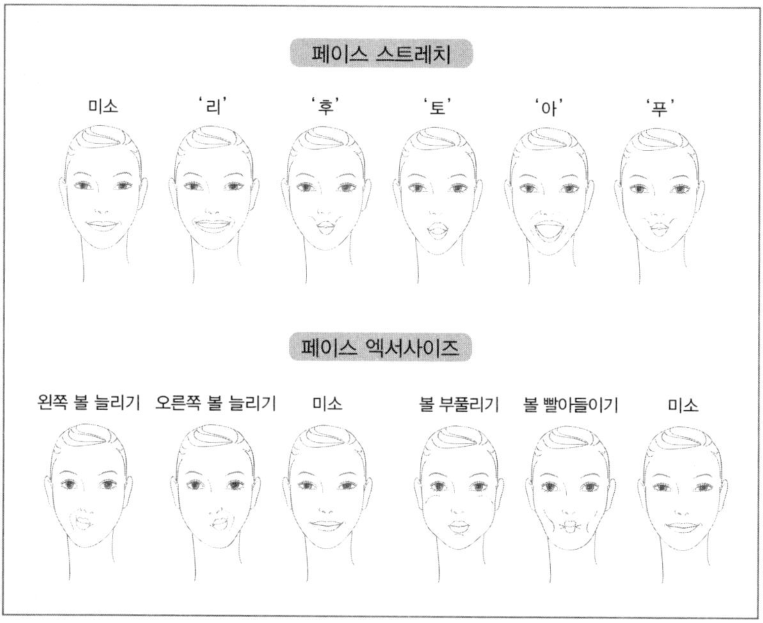

〈그림 5-4〉 페이스 머슬 프로그램

각각의 표정을 짓고 10초간 유지합니다.

스 엑서사이즈에서는 볼을 쏙 빨아들였다가 부풀리고, 볼을 늘리는 표정마다 10초간 유지합니다〈그림 5-4의 아래〉. 천천히 정확하게 근육의 움직임을 의식하면서 눈을 크게 뜨고 거울로 확인하면서 실시합니다. 스킨케어로 피부에 수분을 듬뿍 준 다음에 실시하면 얼굴 근육도 잘 움직이고 스킨케어 효과도 높아집니다.

얼굴 근육은 평소에 의식해서 움직이지 않기 때문에 처음에는 얼굴이 잘 안 움직이는 것처럼 느낄 수도 있습니다. 표정근 운동은 매일 스킨케어를 할 때마다 조금씩 계속하는 것이 중요합니다. 예뻐지고 싶고 아름다워지고 싶다는 낙천적인 마음으로 관리하는 것이 무엇보다 중요합니다. 매일 언짢은 얼굴이나 무서운 얼굴로 지내시지 않으십니까? 웃는 얼굴, 풍부한 표정을 지으려고 노력하면 마음도 피부도 밝고 생기발랄하고 멋지게 빛날 수 있습니다.

시점 2

시세이도 뷰티톱스페셜리스트
니시지마 에쓰

메이크업편

포지티브 메이크업으로 긍정적인 마음 갖기

D씨는 63세입니다. 자녀들이 독립하여 집에서 나가고 남편은 장기 출장 중. 길고 괴로운 갱년기가 끝난 지금은 하와이안 댄스와 정원 가꾸기에 도전하고 외모도 예쁘게 꾸미고 다니려고 마음먹었습니다. 그러나 아무리 치장을 하여도 무언가 부족한 것 같습니다. 그것은 자신의 메이크업에 대한 자신감이었습니다.

D씨에게 약 3개월의 메이크업 레슨에 참가하시기를 권유하였습니다. 권두에 있는 5번 그림의 사진을 보아 주시기 바랍니다. 레슨을 받은 후 D씨는 눈을 반짝반짝 빛내며 "이게 정말 저예요? 좀 더 빨리 메이크업을 배웠으면 좋을 뻔했어요. 인생을 다르게 살았을 텐데요."라며 메이크업의 힘에 놀라워하였습니다. 레슨에서 제안한 메이크업은 그렇게 화려한 색을 사용한 것도 아니고, 젊은 세대의 메이크업을 따라 한 것도 아니었습니다. 오히려 D씨는 평소에 붉은 아이 섀도와 로즈 컬러의 립스틱 같은 화려한 색을 사용하였습니다. 그러나 레슨으로

배운 메이크업이 더 생기발랄한 인상을 주었습니다. 그 이유는 피부의 그늘을 공략하고 눈을 또렷하게 했기 때문입니다.

D씨는 즐거운 마음으로 레슨에 참가하여 조금씩 테크닉을 마스터하였습니다. D씨의 노력은 눈에 보이는 성과로 나타났습니다. 본인이 생각한 이상으로 주변의 친구들의 반응이 대단했다고 합니다. "갑자기 예뻐져서 무슨 좋은 일이 있는 줄 알았어.", "자신감도 느껴지고 내면에서부터 변화한 것 같아."라는 이야기를 들었다고 합니다. 레슨으로 메이크업에 대한 자신감을 얻은 D씨는 마음과 표정 모두 바뀐 것입니다.

마음까지 긍정적으로 바꾸는 메이크업 포인트

레슨에서 제안한 메이크업의 포인트는 피부 표현과 또렷한 눈 화장에 있습니다. 나이를 먹으면 누구에게나 생기는 주름 같은 인생의 증거는 그대로 남기되 피부와 눈 화장으로 젊어 보이는 인상을 강조합니다. 주름과 같은 부정적인 요소에 대하여 대응하는 것이 아닌, 긍정적인 요소를 살리고 마음도 긍정적으로 만들기 때문에 우리들은 이 메이크업을 '포지티브 메이크업'이라고 이름 지었습니다.

포지티브 메이크업에서는 피부 표현이 중요합니다. 포인트는 '그늘을 공략하라'입니다. 얼굴과 볼의 살이 처지고 피부의 탄력이 사라지면 골격이 도드라져서 '큰 그늘'이 생겨납니다. 또한, 살이 처지면서 모공이 세로로 커지고 피부에 잔주름이 생겨서 얼굴에는 무수한 '작은 그늘'이 나타나게 됩니다. 특히 코 옆에서 볼의 중심부에 생기는 띠 모양의 모공은 얼굴에 '작은 그늘'을 만들고 피부색을 어두워 보이게 만듭니다.

'큰 그늘'과 '작은 그늘'을 적절한 방법으로 공략하면 볼의 중심부가 봉긋해 보이고 전체적으로 매끈한 피부 표현을 할 수 있습니다. 볼의 중심부가 봉긋하게 앞으로 튀어나온 것처럼 보이기 때문에 자연스럽게 달걀형의 매끈한 입체감이 생깁니다. 이것을 '입체 달걀피부 연출'이라고 이름 지었습니다.

입체 달걀피부 연출을 통한 동안 피부 표현

구체적인 방법을 소개하겠습니다. 메이크업 베이스와 파운데이션 모두 방법은 같습니다. 두 가지를 모두 사용하면 효과가 배가 됩니다.

매끈하고 입체적인 피부로 표현하기 위한 기본은 우선 얼굴 전체의 입체감을 도포하는 양으로 조정하는 것입니다. 메이크업 베이스와 파운데이션은 푹 꺼져서 그늘진 곳에는 꼼꼼하게, 부풀어 오른 곳에는 얇게 바르는 등 도포하는 양을 다르게 함으로써 전체적인 입체감을 매끈하게 연출할 수 있습니다.

먼저 눈 아래의 삼각 존에서부터 바르기 시작합니다. 그중에서도 골격이 두드러져 생기는 큰 그늘부터 시작합니다. 중지로 '톡톡'하고 점을 찍듯 가볍게 두드려 펴 바릅니다〈그림 5-5의 오른쪽〉. 이어서 콧방울에서 볼의 중심부까지의 작은 그늘에는 중지로 '뱅글뱅글' 문질러 여러 방향에서 모공을 채워 넣듯이 도포합니다〈그림 5-5의 왼쪽〉.

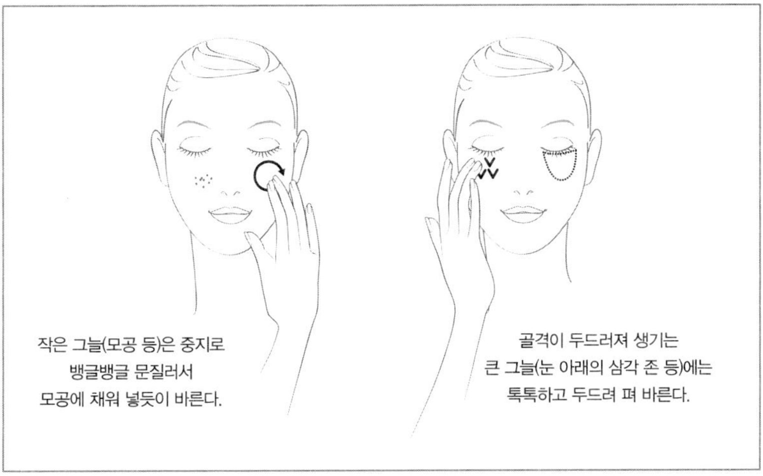

〈그림 5-5〉 입체 달걀피부 연출을 위한 도포 방법

그리고 손가락의 지문이 있는 부분을 지긋이 모공에 대고 위에서 밀어 올리듯이 눌러서 고정시킵니다. 피부가 많이 움직이는 것 같으면 다른 손으로 볼을 가볍게 들어올려서 살짝 당겨주면 바르기가 쉬워집니다. 마지막으로 얼굴의 옆쪽에서 페이스라인 방향으로 바릅니다. 손가락 4개로 얼굴을 감싸 밀착시키고 바깥쪽을 향하여 쓰다듬듯이 바릅니다. 손끝만 쓰는 것이 아닌 손가락 전체를 사용함으로써 빠르고 효율적으로 바를 수 있습니다. 스펀지를 쓰는 경우에도 마찬가지 방법으로 도포합니다. 단지 피부를 강하게 문지르지 않도록 손에 힘을 빼고 부드럽게 바르는 것이 중요합니다.

긍정적인 인상으로 만들어주는 또렷한 눈 화장

나이를 먹으면서 속눈썹의 숱이 적어지고 눈가의 인상이 흐려지게 됩니다. 또한, 눈꺼풀이 아래로 처지기 때문에 눈꺼풀이 안구를 더 많이 덮어 눈이 작아 보입니다. 이와 같은 현상에 대처하는 메이크업을 해야 하는데, 과하면 오히려 부자연스러워지고 맙니다. 자연스럽고 생기발랄한 인상을 연출하는 포인트는 속눈썹과 속눈썹의 '사이'에 라인을 그려 또렷하게 하고, 속눈썹을 위로 올려 안구를 가리지 않도록 함으로써 눈꺼풀을 시원해 보이게 하는 것입니다.

눈의 모양을 또렷하게 하기 위해서는 아이라이너와 마스카라가 필요합니다. 아이라인은 속눈썹과 속눈썹의 '사이'에 그리는 것이 포인트입니다. 눈꺼풀을 손가락으로 들어올려서 속눈썹이 난 곳이 잘 드러나게 한 다음 속눈썹 사이로 채워 넣는 느낌으로 점을 찍듯 조금씩 그려 나갑니다.

안구를 덮고 있는 속눈썹을 올리기 위해서는 아이래시 컬러와 마스카라가 효과적입니다. 두 가지를 같이 사용하면 처진 눈꺼풀이 들려 올라가 눈이 커 보이는 효과가 증대됩니다. 마스카라는 속눈썹의 뿌리 부근에 듬뿍 바르는 것이 포인트입니다. 아이라인을 그릴 때와 마찬가지로 눈꺼풀을 손가락으로 들어 올려 속눈썹이 난 곳이 잘 드러나게 하면 뿌리부터 마스카라를 바르기 쉬워집니다.

그리고 멋을 내기 위한 포인트를 조금 더 소개하여 드리겠습니다. 피부는 '입체 달걀피부 연출'을 하되, 화장이 두터워지지 않게 하는 것이 중요합니다. 화장이 얇고 윤기가 나는 피부가 목표입니다. 눈가와 입가는 아이라이너와 립라이너로 윤곽을 또렷하게 합니다. 색은 우아한 펄감이 있고 피부와 잘 어울리는 색, 건강한 피부의 자연스러운 붉은 기를 느낄 수 있는 은은한 색을 사용하여야 합니다. 반짝거리는 펄은 주름을 두드러지게 하므로 주의하여야 합니다. 너무 노력하지도 너무 대충하지도 않는 것이 중요합니다. 포지티브 메이크업으로 자신감을 얻으면 주변에서도 그 행복을 함께 느낄 수 있을 것입니다.

시세이도 뷰티크리에이션 연구소
우에다 미에코

시점 3

헤어편

〈헤어스타일링〉 볼륨감 있는 스타일로 마음까지 젊게

언제까지나 젊고 멋지게 살고 싶다는 소망은 나이를 불문하고 누구나 강하게 품고 있습니다. 그러나 조금씩 모발의 탄력과 힘이 사라지고, 숱이 적어져 초라해 보이거나, 헤어스타일이 마음먹은 대로 되지 않거나, 흰머리 때문에 나이가 들어 보이는 등, 모발 고민을 안고 있는 분들이 많아 졌습니다. 이미 경험하신 분들이 많을 것이라 생각되는데, 헤어스타일이 멋지게 완성되면 몸도 마음도 생기가 넘칩니다. 특히 모발 고민이 증가하는 60대 분들은 더욱 마음 쓰시는 것 같습니다.

우리들은 60대 여성 2명에게 3개월 동안 헤어케어와 스타일링 레슨을 실시하였습니다. 이 두 분은 멋지게 꾸미고 싶지만, 그 방법은 알지 못한 채 나이 때문에 포기하고 있었다고 합니다. 레슨을 시작할 때에는 불안하고 자신 없어 보였지만, 레슨을 하러 만날 때마다 적극적으로 바뀌고, 표정도 매우 밝아졌습니다. 모발 고민을 해소하고, 원하는 헤어스타일을 혼자서도 할 수 있게 된 것이 이러한 변화로 이어졌다고 생각됩니다.

'풍성한 볼륨', '가벼움' 이 중요

패션이나 유행에 맞춰 20대 분들이 많이 하는 스트레이트 헤어가 젊어 보일 것 같지만, 사실은 오히려 초라해 보이거나, 반대로 더 늙어 보이는 경우도 있습니다. 스트레이트 헤어는 정갈한 느낌을 주지만 '풍성한 볼륨'이 있는 헤어스타일이 더 생기발랄하고 젊어 보입니다〈사진 5-2〉. 여기서는 머리카락 사이로 공기를 머금은 듯한 '에어리 터치'와 모발 끝이 날리는 듯한 경쾌함이 스타일의 포인트가 됩니다. 얼굴에 그늘이 지지 않도록 얼굴 주위의 모발이 바깥쪽으로 흐르게 스타일링하면 얼굴 전체가 밝아지고, 주름과 피부 처짐도 두드러지지 않게 하는 효과가 있습니다.

또한, 밝은 갈색으로 염색을 하면 풍성하고 가벼워 보이므로 볼륨감이 살아납니다. 또한, '소프트 포커스(역 : 카메라의 해상도를 감소시켜 부드럽고 낭만적으로 보이게 하는 촬영 기법)' 효과로 얼굴과 헤어의 대비가 부드러워지고 얼굴 전체가 밝아 보이기 때문에 주름과 피부

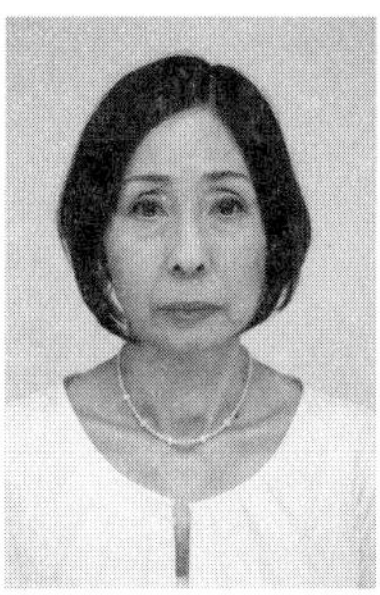

스트레이트

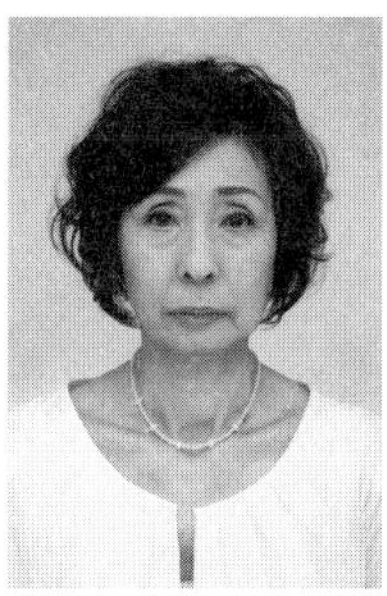

풍성한 볼륨

〈사진 5-2〉 풍성한 볼륨이 있을 때 더 젊어 보인다.

처짐이 눈에 잘 띄지 않게 됩니다. 이처럼 헤어의 볼륨과 스타일링, 염색으로 크게 인상을 바꿀 수 있습니다.

몸매까지 늘씬해 보이는 '스마트 폼'의 포인트

지금까지는 정면에서 본 헤어스타일의 포인트에 대하여 이야기하였는데, 스타일리시하게 변신하기 위해서는 옆모습의 균형도 중요합니다. 머리에서 목, 어깨로 이어지는 라인을 마치 허리라인처럼 늘씬하고 잘록하게 하는 것이 좋습니다〈사진 5-3〉. 이렇게 하면 턱의 라인도 깔끔해 보이고, 페이스 라인도 리프트업된 것처럼 보입니다. 그래서 우리는 이것을 '스마트 폼'이라고 이름 붙였습니다. 포인트는 목덜미 부분입니다. 목덜미의 헤어를 잘록하게 스타일링하면 아름답고 깔끔해 보여서 몸매도 늘씬하고 스마트해 보이는 효과가 있습니다. 스타일리시해지기 위해서는 연령대와 형태, 색, 질감 등의 요소를 잘 이용하는 것이 중요합니다.

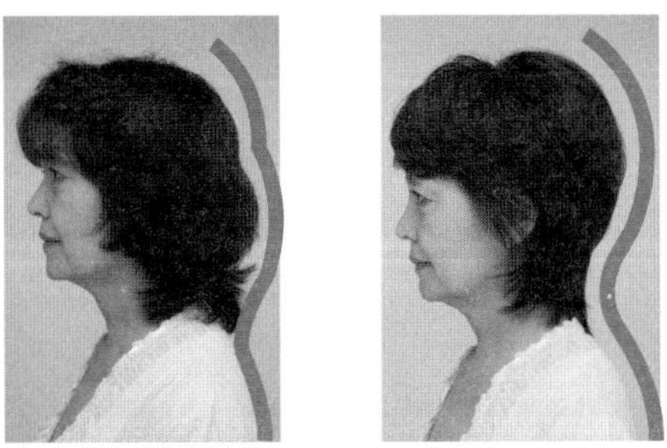

변경 전　　목덜미 부분을 잘록하게

〈사진 5-3〉 목덜미 부분을 잘록하게 연출하는 스마트 폼으로 옆 얼굴이 깔끔해 보인다.

아름다움의 답은 하나가 아닙니다

소개하여 드린 스타일 포인트를 고려하여 완성한 예를 보아 주시기 바랍니다〈사진 5-4〉. 여기서 완성한 추천 사례는 스포티하고 캐주얼한 '생기발랄함, 산뜻함' 이미지와 차분함과 우아함을 가미한 '소프트 엘레강스' 이미지입니다. 모두 호감도를 향상시키는 헤어스타일로 추천한 디자인입니다. 패션이나 상황에 따라 다양한 스타일을 낼 수 있습니다.

약간의 차이로도 인상을 크게 바꿀 수 있는 것이 헤어스타일의 재미있는 점입니다. 많은 분들의 헤어스타일을 매만지며 사람은 예뻐진 자신의 모습을 보면 낙천적으로 바뀌고 그것이 표정으로 나타난다는 것을 실감하였습니다. 맨 처음 소개한 분의 따님은 "레슨을 받고 어머니가 매우 밝고 화사해졌어요."라고 이야기하였습니다. 멋진 헤어스타일로 더욱 활기 넘치고 마음도 표정도 풍요롭게 빛날 수 있습니다.

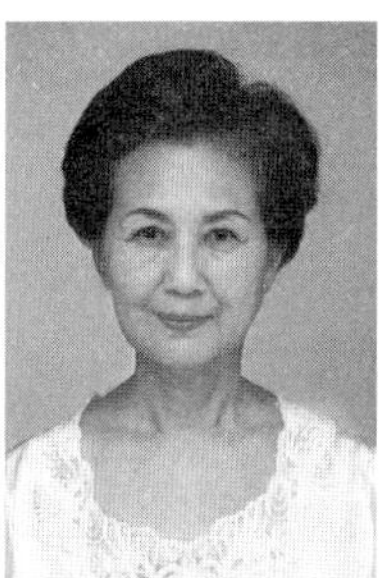
변경 전

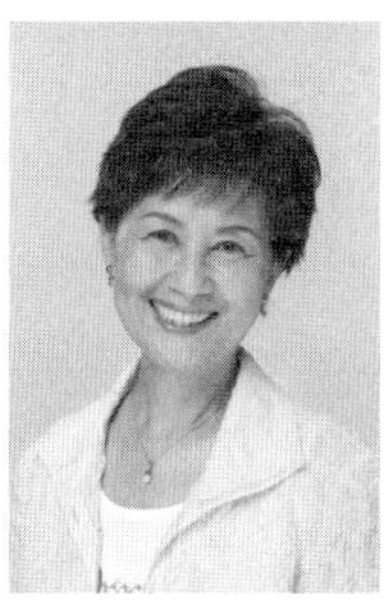
생기발랄함, 산뜻함

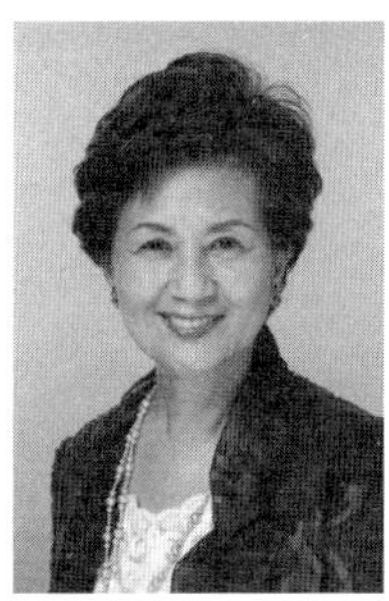
소프트 엘레강스

〈사진 5-4〉 헤어스타일을 바꾼 예

시세이도 뷰티솔루션개발센터
오우치 다카야

〈헤어케어〉 혈 자리를 눌러주는 마사지로 건강하게

모발이 건강하게 자라기 위해서는 그 토양이 되는 두피가 건강해야 합니다.

사람의 모발 수는 약 10만 개라고 합니다. 그리고 하나의 모공에는 보통 2~3개의 모근이 있으며, 모근 속에 있는 모모세포에서 모발이 만들어집니다. 모모세포는 약 5~6년 동안의 '성장기' 동안 모발이 자라게 하고 그 후 2~3주 동안의 '퇴행기'와 2~3개월 동안의 '휴지기'를 거치면 새로운 모모세포가 형성됩니다. 그리고 다시 '성장기'로 돌아가는 사이클을 반복하게 됩니다. 이것을 헤어 사이클이라고 합니다.

머리카락이 가늘어지거나 탈모, 흰머리와 같은 고민이 생기는 이유는 이 헤어 사이클에 말썽이 생겼기 때문입니다. 헤어 사이클이 정상적으로 돌아가게 하기 위해서는 항상 모모세포를 활성 상태로 유지하는 것이 중요합니다. 또한, 모모세포는 모세혈관을 통하여 영양분을 받아들여 머리카락을 생성합니다. 따라서 헤어케어의 포인트는 다음 3가지로 정리할 수 있습니다. ① 두피(모공)를 청결하게 유지할 것(피지와 더러움 제거), ② 두피를 항상 유연하게 할 것(모세혈관의 혈액순환이 잘 되게 하기), ③ 식생활과 스트레스에 신경 쓸 것입니다.

두피를 청결하고 유연하게 유지하기 위해서는 매일매일 샴푸를 하는 것이 중요하며, 특히 머리카락보다는 두피를 씻는다고 의식하는 것이 핵심입니다. 충분히 거품을 낸 후에 손톱을 세우지 않고 손가락의 지문 부분으로 두피를 마사지하듯이 씻어냅니다. 그리고 샴푸가 남지 않도록 깨끗이 헹굽니다.

그리고 두피를 유연하게 하여 혈액순환을 촉진하는 데 굉장한 효과를 보이는 것이 바로 헤드 마사지입니다. 〈그림 5-6〉에 간단한 방법을 나타내었습니다. 혈 자리를 눌러주는 것도 효과적입니다. 정수리에 있는 '백회'라는 혈(귓바퀴의 위에 엄지손가락을 대고 중지를 헤드폰처럼 둘렀을 때 양손의 중지가 겹치는 곳)을 주먹으로 눌러주거나 '아문(목덜미 뒤의 움푹 파인 곳의 약간 아래. 뒷머리 중앙의 머리가 나기 시작하는 부분의 조금 위 움푹 파인 곳)'을 엄지손가락으로 눌러줍니다.

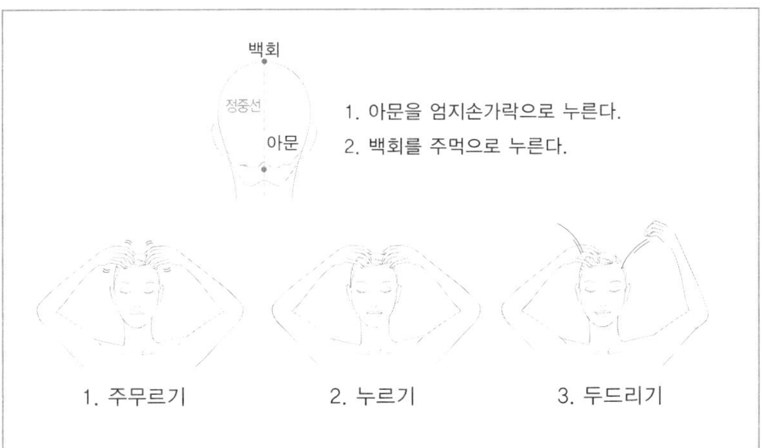

〈그림 5-6〉 헤드 마사지 순서

위가 혈 자리이고 아래가 마사지이다.

헤드 마사지 전후에 두부의 피부 표면 온도를 열화상 카메라로 측정하였더니 피부의 온도가 상승하여 혈액순환 촉진 효과를 확인할 수 있었습니다. 건강하고 아름다운 모발을 위하여 매일의 헤어케어에 헤어 마사지를 함께 하시기를 바랍니다.

시세이도 리서치센터 혼다 에미코

시점 4

보디편

자세와 걸음걸이를 바꾸어 아름답게

E씨는 애견과 산책하는 것이 일과인 60대의 여성입니다. 조금 수줍음을 타기는 하지만 이야기를 나누다 보면 금방 친해지고, 새로운 일에 도전하는 것을 매우 좋아하는 분입니다. 단지 걸음을 걸을 때 등이 조금 굽고, 앉거나 서는 동작을 할 때 조금 불편함이 엿보였습니다. 또한, 등을 곧게 펼 때 배를 조금 내밀기 때문에 실제보다 풍만해 보입니다.

젊은 인상을 주는 데 있어서 자세는 매우 중요합니다. 우리들이 조사[*1]한 바에 따르면 30대 이후의 모든 연령대가 '젊어 보임'의 포인트로 자세를 최우선으로 생각하고 있습니다. 60세 전후의 여성에 있어서는 1위가 자세, 2위가 걸음걸이, 3위가 몸매였습니다. 참고로 20대는 패션, 헤어스타일, 자세의 순이었습니다.

E씨에게는 자세 교정을 위하여 골반을 유연하게 풀어주는 간단한 운

*1 20대에서 60대의 여성 2,814명을 대상으로 한 인터넷 조사. 2008년 6월에 실시.

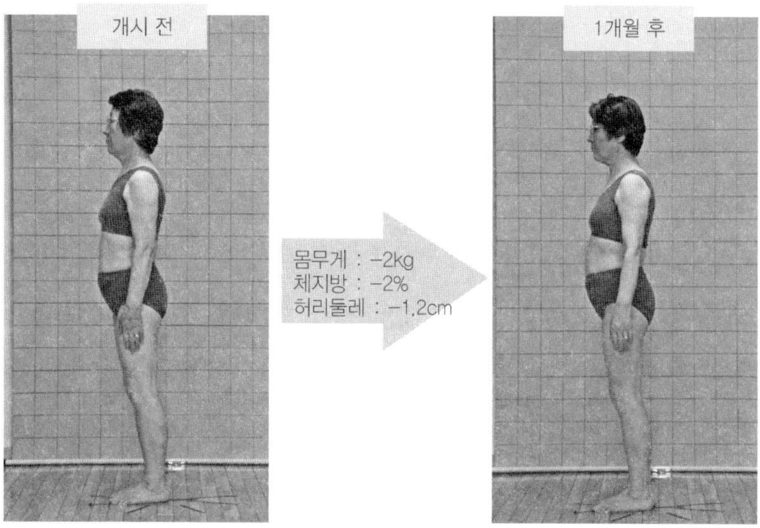

〈사진 5-7〉 골반 운동과 보디 마사지를 통한 1개월 후의 체형 변화

개시 전보다 자세가 좋아지고 배가 들어갔다.

동과 올바른 자세를 의식하여 서고 걷기, 목욕 후에 복부를 중심으로 몸을 비틀면서 보디 크림 바르기의 3가지를 실천하도록 하였습니다.

〈그림 5-7〉은 개시 전과 1개월 후의 전신의 측면 사진입니다. 자세가 좋아지고 허리가 가늘어졌습니다. 3차원 동작 해석 장치를 사용하여 걷는 자세와 보폭의 변화를 측정하였더니 보폭을 크게 하여 걷게 되었다는 것을 알 수 있었습니다. 1개월 후에는 자세의 변화를, 2개월 후에는 예쁜 걸음걸이를 직접 눈으로 확인할 수 있었습니다.

옆에서 보이는 기립 자세는 몸매의 아름다움을 평가하는 데 큰 영향을 미칩니다. 우리들은 60대의 여성 30명을 대상으로 모습의 아름다움에 대하여 조사하였습니다. 구체적으로 설명하자면 여성의 보디를 연구하고 있는 미용 전문가들에게 60대 전반 여성의 기립 자세와 보행

동작을 보여주고, 그 아름다움을 평가하게 하였습니다. 그 결과 기립 자세를 옆에서 보았을 때에 평가가 낮아지는 것을 알 수 있었습니다. 더 깊게 분석하였더니 아름답다고 평가된 그룹은 그렇지 않은 그룹보다 등의 근력이 강한 것을 알 수 있었습니다. 한편 몸무게와 BMI, 스리사이즈 등에는 차이를 볼 수 없었습니다. E씨도 등의 근력이 약했던 것입니다. 다시 말해 몸매가 아름답다는 인상을 주기 위해서는 몸무게나 사이즈와 같은 수치 자체보다는 신체와 동작을 지탱하는 몸통의 근육량이 중요한 포인트가 된다는 것을 알 수 있었습니다.

자세가 바뀌면 마음도 행동도 낙천적으로

E씨가 2개월 동안 쓴 일지에는 "처음에는 운동이 잘 되지 않았지만 요령을 알았다.", "피부가 탱탱하고 매끈해졌다.", "의식하지 않아도 자세를 바로잡게 되었다."라는 말이 적혀 있었습니다. 또한, 열심히 계속하면서 변화가 나타나자 그에 대한 기쁨을 표현하는 감상이 많아졌습니다. E씨는 이 기회를 찬스로 받아들이고 적극적으로 참여함으로써 단시간에 변화를 볼 수 있었습니다. 자세가 좋아지면 패션에도 변화가 생겨서 평소에는 안 입던 색의 옷을 입고 자신 있게 걸어 다닙니다. 그리고 낙천적으로 인생을 즐길 수 있게 되는 것입니다.

걸음걸이와 기립 자세로 시선이 달라진다

기립 자세를 옆에서 본 실루엣은 배가 나오거나 등이 굽은 정도와 관계가 있으며, 연령대에 따른 차이가 있다는 것을 알 수 있었습니다. 우리들은 10대에서 70대의 약 2만 명의 여성을 측정한 데이터를 통하여 각 연령대의 체형 모델을 만들었습니다. 특히 하복부의 폭과 가슴의 위치가 연령에 따라 변화하는 것을 알 수 있습니다〈그림 5-8〉.

몸매 고민에 대하여 2008년에 실시한 조사에서는 10대에서 70대까지의 1위를 차지한 것이 '아랫배가 볼록함'으로 과반수의 여성이 고민하고 있었습니다. 이와 같은 고민이 젊을 때부터 계속 출현하는 것은 아닌지 의문을 갖고 체형 측정을 실시한 결과, 젊은 세대에서 아랫배가 나온 모습과 연배가 있는 여성의 아랫배가 나온 모습에는 차이가 있었습니다. 젊을 때에는 여성 호르몬으로 인하여 하복부에 피하지방이

2000년 시세이도 조사

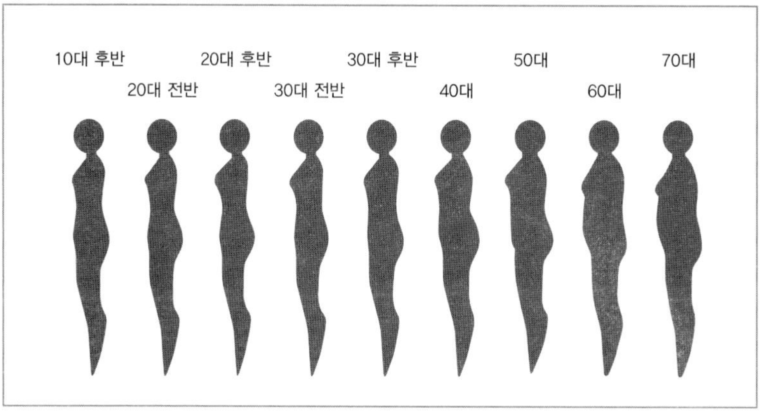

〈그림 5-8〉 연령별 평균 체형

붙기 때문이지만, 고령이 되면 지방도 쌓이고 근육이 약해져서 아랫배가 튀어나오는 것입니다. 또한, 무리하게 등을 곧게 펴려고 하면 등이 뒤로 휘면서 아랫배가 더 나와 보입니다. 폐경 후에 여성 호르몬이 감소하면 허벅지나 허리 주변의 지방은 빠지지만, 내장지방은 증가합니다.[4] 이 역시 아랫배가 더 나와 보이게 하는 원인이 됩니다.

한편 보행 특징 변화에 있어서는 나이를 먹으면 보폭이 단축되고 걸음을 내딛는 속도가 느려지면서 보행 속도가 저하되고, 머리가 위아래로 움직이는 폭이 감소한다고 합니다. 다리 근력, 균형 능력, 지각정보의 저하와 관계가 있는 것으로 생각됩니다.[5] 그러나 우리들이 실시한 20대, 40대, 60대 여성을 대상으로 한 조사에서는 20대 중 보행 시 팔을 많이 흔들지 않거나 무릎을 구부린 채 걷는 분이 있었습니다. 걸음걸이를 보면 60대보다도 '늙은' 것처럼 느껴졌고, 이는 선행 연구와는 다른 결과였습니다. 한편 65세 이상을 대상으로 실시한 연구에서는 보행 속도에 있어서 최근 10년 사이에 열 살 정도 젊은 결과를 보였습니다.[6] 청년층의 체력 저하로 자세가 나빠졌다[7]는 보고도 있어서, 보행에 관해서는 청년층의 고령화와 고령층의 청년화가 일어나고 있는 것 같습니다.

걸음걸이를 조사하면서 신체 조성도 조사하였습니다.[8] 나이를 먹을수록 체질량지수가 증가하고 근육량이 적어지며 골량이 감소합니다. 근육이 줄어들면 기초대사가 감소하고, 체지방이 증가하는 악순환이 시작됩니다. 이와 같은 노화는 건강뿐만이 아니라 아름다움에도 영향을 미칩니다. 몸을 지탱하고 동작을 만들어내는 근육, 특히 몸통의 근육은 중요합니다. 앞서 설명한 바와 같이 근육과 뼈는 나이를 먹을수록 쇠약해지므로 평소 활동량이 적은 분일수록 노화가 빨라지게 됩니다.

그래서 등의 근력과 체지방을 조절하여 몸매를 아름답게 하는데 효과적인 대응 방법을 소개하겠습니다.

등 근육과 복근을 균형 있게 단련하는 골반 운동입니다〈그림 5-9〉. 골반을 앞뒤 좌우로 천천히 크게 움직이는 것뿐입니다. 또 샤워 후 간단히 할 수 있는 보디 마사지도 추천합니다. 보디 크림 등을 사용하여 자신의 손으로 문지름으로써 지방의 두께와 피부가 얼마나 처졌는지 등을 자각할 수 있어서 동기 부여로도 이어집니다.

E씨는 테스트에 참가한 것을 친구들에게는 비밀로 하였다고 합니다. 친구분들은 "요즈음 E씨가 점점 예뻐지는데 도대체 뭘 하고 있는지 너무 궁금하다."라고 하였다는 것입니다. 아주 작은 노력일지라도 누구나 점점 빛을 낼 수 있게 된다는 일례입니다.

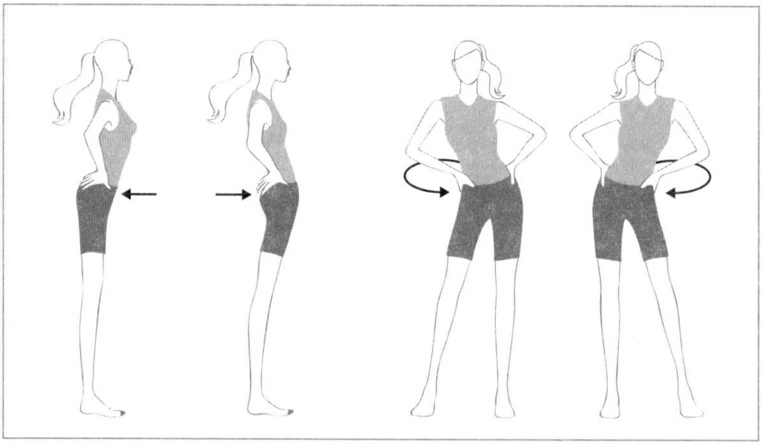

〈그림 5-9〉 골반 체조

발을 어깨 넓이로 벌리고 서서 골반을 앞뒤 좌우로 천천히 움직인다.

시세이도 뷰티솔루션개발센터
도키다 레이코

시점 5

패션편

새로운 패션으로 적극적으로 변신

화장을 하고 헤어스타일을 정돈하면 마무리는 복장입니다. 5장의 앞부분에서 이야기한 바와 같이 베이비붐 세대 여성의 패션 스타일을 동년배와 20대 분들에게 평가하도록 하였습니다. 그 결과 이 세대 여성을 멋져 보이게 하는 패션 포인트를 파악할 수 있었습니다.

새로운 패션에 도전하기

D씨를 처음 만났을 때에는 30년 전에 주문 제작하여 만든 어깨 패드가 들어간 재킷과 긴 스커트로 구성된 트위드 수트에 하이넥의 니트를 받쳐 입고, 모자와 스타킹까지 핑크 일색의 스타일이었습니다〈권두 5번 그림〉. D씨는 비싸고 질이 좋은 옷은 오래 입는 것이라고 생각하고 있었습니다. 그러나 아무리 비싸고 질이 좋은 옷도 옛날 옷에서는 시간이 느껴집니다.

D씨는 자세가 좋던 젊은 시절의 스타일을 고수하고 있었기에, 큰 맘 먹고 새로운 스타일을 시도하게 하였습니다〈권두 5번 그림〉. D씨의 팔다리가 가늘다는 점에 착안하여 발목이 보이는 슬림한 흰색 바지, 네크라인이 크게 벌어진 풍성한 흰 블라우스, 옷자락을 바지 밖으로 빼는 등의 아이디어를 시도하였습니다. 이렇게 하였더니 실루엣이 깔끔하고 젊어진 것처럼 보였습니다. 본인도 새로운 패션이 젊은 사람들만의 것이 아니라는 점을 깨닫고, 패션에 대하여 더 알고 싶고 더 많은 옷을 입어보고 싶다고 적극적인 모습을 보였습니다.

몸매가 신경 쓰인다고 해서 감추는 것만으로는 예뻐 보이지 않습니다. 비록 몸매가 풍성해지더라도 손목, 발목 둘레는 크게 변하지 않습니다. 손과 발의 가는 부분을 두꺼운 부분이 나오기 직전까지만 보여주면 옷으로 감춰진 부분 역시 가늘 것이라고 착각하게 합니다.

몸매 변화가 고민이었던 F씨는 발목만 보이는 긴 스커트를 입고, 긴 재킷을 걸쳐서 온몸을 가린 듯한 패션을 하고 있었습니다. F씨는 다리가 두꺼워지는 종아리 직전까지 내려오고 끝자락이 퍼지는 스커트를 골랐습니다. 옷깃이 벌어지고 통이 좁고 프릴 칼라가 달린 라벤더 색의 오간디 블라우스로 화려함을 내고, 남색의 7부 브이넥 가디건을 걸쳤습니다. 손발을 내놓음으로써 마치 다른 사람처럼 밝고 젊은 인상으로 변하였습니다. 끝자락이 퍼지는 스커트를 입으면 가는 허리가 강조되어 감출 때보다도 늘씬해 보입니다. 블라우스의 네크라인도 감추는 것보다는 벌어져 있는 것이 예뻐 보입니다. 나이가 드러나기 쉬운 목주변을 하이넥 등으로 감추는 분들이 많지만, 목이 짧고 얼굴이 커 보이는 경향이 있습니다. 벌어진 네크라인 때문에 목이 신경 쓰인다면 목걸이나 스카프로 악센트를 주는 것도 좋습니다.

신경 쓰이는 배를 깔끔하게

간단한 요령만 알면 신경 쓰이는 배를 깔끔해 보이게 할 수 있습니다. 긴 스웨터나 재킷으로 감추는 분들도 계시지만, 상당히 키가 큰 분이 아니면 상반신이 지나치게 커 보여서 비율이 이상해 보입니다. 또한, 무언가 악센트가 없으면 볼록 튀어나온 배로 눈이 가고 맙니다. 허리에 벨트를 두르면 시선이 분산됩니다. 허리가 굵어져서 허리 위치에 벨트를 매기 어려우면 요골 위에 로우 웨스트로 느슨하게 두르면 리듬감이 살아납니다.

스커트나 바지의 절개나 주름에도 포인트가 있습니다. 배가 나온 분들에게는 주름이 두 개 있는 바지나 허리에 절개를 넣은 스커트를 추천합니다. 주름이나 절개는 마치 종이로 상자를 만들듯이 천을 입체적으로 만들기 때문에 배의 볼록함이 커버됩니다.

과도한 장식이나 옛날 무늬에도 주의

꽃무늬나 프릴, 스팽글 등의 장식을 여러 개 이용하는 것도 주의하여야 합니다. 화려함을 연출하는 장식도 과도하게 사용하면 스타일리시하지 않습니다. 장신구를 쓸 때에는 한 곳에만 하고, 다른 곳은 심플하게 정리합니다. 프릴 블라우스를 입을 때에는 장식이 없는 스커트나 재킷을 매치하는 것을 추천합니다.

1960년대 원색의 팝 아트적인 무늬나 사이키델릭한 무늬, 1970년대의 기하학 모양, 1980년대의 그래픽 무늬 등 각각의 시대에 유행한 무늬가 있습니다. 레트로(복고) 패션이라고 하여 옛날 패션이 다시 등장하기도 하지만, 옛날 것이 그대로 돌아오는 것이 아니라 그 시대의 재미를 지금 시대에 맞게 각색한 것입니다. 특징적인 무늬는 오래 입을 수 없으므로 오래 입고 싶을 때에는 체크나 스트라이프, 도트 무늬 등 베이직한 무늬를 고르는 것이 좋습니다.

일본에서는 패션은 젊은이를 위한 것이라고 생각하는 경향이 있는데, 패션의 본고장인 프랑스와 이탈리아에서는 중 · 고령층이 주인공입니다. 파리와 밀라노의 고급 브랜드에서는 중 · 고령층을 위한 커팅 연구가 이루어지고 있어서 중 · 고령층의 몸매를 아름답게 보이게 합니다. 패션은 시대를 반영하여 변화합니다. 패션에 흥미를 지니는 것은 시대의 흐름에 민감해 지는 것, 젊은 기분이 되는 것이라고도 할 수 있습니다.

제3부

화장 테라피의 미래

'화장의 새로운 힘'은 앞으로 어느 방향으로 나아가야 할까요? 현대 사회가 복잡하고 고도화되면서 사람들의 스트레스와 고민도 점점 다종다양해졌습니다. 그러므로 보다 다양한 고민에 대응할 수 있도록 효용을 확대하는 것도 화장 테라피의 과제 중 하나입니다. 화장 테라피의 방법 역시 시대와 사람들의 요구에 발맞추어 내용을 새로이 바꾸어 가며 진화하고 있습니다. 화장 테라피의 발전을 촉진하기 위해서는 더 많은 실험 대상자와 다양한 방법으로 다각적으로 연구 · 조사하고, 에비던스(과학적 근거)를 축적하여 논리를 체계화해 나가야 합니다.

3부에서는 화장 테라피의 향후 적용 분야 및 연구 방법의 확장, 과제를 살펴보도록 하겠습니다.

6장에서는 외모의 변형이라는 성형외과 분야에서의 연구 전망을 소개할 것입니다. 이미 얼굴에 대한 화장 테라피의 일환으로서 안면신경마비나 백반증을 앓는 환자들을 대상으로 그 적용이 검토된 바 있어서 앞으로의 연구 가능성을 고려할 수 있습니다. 성형외과 분야에서의 시도는 병으로 힘들어하는 분들의 선택지를 늘려줄 뿐 아니라 화장 테라피의 적용 범위도 넓힐 수 있습니다.

7장에서는 화장이 뇌에 미치는 영향에 대한 연구를 소개할 것입니다. 요즈음 뇌를 주제로 한 텔레비전 프로그램과 뇌과학자가 주인공으로 나오는 드라마, 뇌를 단련시키는 게임까지 등장하면서 뇌에 대한 관심이 나날이 높아지고 있습니다. 바야흐로 뇌과학의 시대입니다. 언뜻 보기에 뇌과학과 화장이 관련 있다고 생각하기 어려울 수 있습니다. 그러나 화장이 뇌 자체에 작용하여 뇌의 기능을 조절할 수 있을지도 모른다고 합니다. 화장이 뇌를 자극함으로써 고민을 경감시킨다는 연구에 대하여 살펴보겠습니다.

8장에서는 토털 솔루션으로서의 미용, 전인적인 관점의 종합 미용 연구에 대하여 이야기할 것입니다. 미용 의료는 최근 눈부신 진보를 이룩하여 일상 속에서도 쉽게 만날 수 있게 되었습니다. 그러나 외모만 가꾸는 미용 의료와 화장이 아닌, 내면을 돌보는 심리적 원조와 영양 보조식품을 조합하면 더욱 만족감을 높일 수 있을 것으로 생각됩니다.

9장에서는 화장 테라피스트라 불리는 인재 개발 가능성과 과제를 소개합니다. 화장 테라피를 시행하기 위해서는 개인의 고민과 소망에 따라 화장 테라피를 적절하게 수행할 수 있는 고도의 전문성을 지닌 인재와 조직이 필요합니다. 화장 테라피스트라고 하는 직종이 사회적으로 널리 알려지면 더 많은 사람들이 서비스를 이용할 수 있게 됩니다. 우선 서비스를 제공하는 사람에 대하여 명확하게 정의를 내려야, 서비스를 누리는 사람이 안심하고 자신의 생각과 감정을 전달할 수 있습니다. 그럼으로써 양쪽의 상호 관계가 원활해지고 화장 테라피의 효과도 향상됩니다. 또한, 화장 테라피의 새로운 방향성도 제시될 것입니다.

마지막으로 10장에서는 일본 · 중국 · 프랑스에서의 화장 테라피 활동 사례를 소개하였습니다. 전 세계인들을 상대로 널리 효과를 보이고 있는 화장 테라피 사례를 통하여 앞으로의 발전 가능성을 공감하여 주시기를 바라며, 남겨진 과제 해결 방안도 함께 고민하고 싶습니다.

Make-Up Therapy

6장

교아이가쿠엔 마에바시 국제대학교
마쓰모토 마나부

외모의 가시적인 변형과 화장 테라피의 적용

"그것은 당연히 내 얼굴임에 틀림없지만, '뭉크의 〈절규〉 같은 얼굴을 하고 앞으로 어떻게 살래?'라는 목소리가 온종일 머리 위에 맴돌아 시끄러워 견딜 수 없다. 도저히 잠을 잘 수가 없을 지경이다."[1]

이것은 교통사고로 두부 및 안면부에 빈사의 중상을 입은 비트 다케시(역 : 국내에서는 기타노 다케시로 알려진 영화배우 겸 감독)의 투병기 중 한 구절입니다. 이처럼 인생의 한 시점에서 갑자기 무언가의 원인으로 말미암아 얼굴 모양이 변하면 내 얼굴이 내 얼굴처럼 느껴지지 않습니다. 그리고 앞으로의 인생에도 큰 영향을 따르게 됩니다. 이와 같은 심각한 얼굴 변화와 그에 수반되는 심리적 고통에 대하여 화장 테라피는 어떠한 기여를 할 수 있을까요?

만약 화장 테라피를 통하여 자신의 새로운 얼굴을 받아들일 수 있다면 굉장히 큰 가능성이 열리게 됩니다.

가시적 변형(비저블 디퍼런스)이란

우리들은 누구나 무언가의 원인으로 인하여 남들과 다른 얼굴을 갖게 될 가능성을 안고 있습니다. 예컨대 구순구개열, 두개골 변형, 색소성 모반(흔히 점이라고 함)과 같은 선천성 질환과 열상, 백반증, 사고나 질환으로 인한 수술 흔적과 같은 후천성의 것이 바로 그 가능성의 요소입니다. 저는 선천적 혹은 후천적으로 얼굴 등의 신체 표면에 나타난 일탈적인 특징을 가시적 변형(비저블 디퍼런스, VD : Visible Difference)라고 정의하였습니다.[2] 단지 지금까지는 논의가 복잡해지는 것을 피하기 위하여 반복적으로 손목을 긋는 등 정신질환과 관련된 자해와 문신, 피어스 등의 신체 변형은 제외하였습니다*1.

그렇다면 VD는 어느 정도의 비율로 존재할까요? 영국의 자선 단체인 'Changing Faces'에서는 과거 문헌 자료를 검토하여 영국에서 111명 중 한 명이 얼굴에 무언가의 VD를 지니고 있다고 추측하였습니다.[3] 이것은 절대 적은 수가 아닙니다.

그러나 일본에서는 최근 10년 동안 겨우 VD 연구와 지원에 대한 실마리를 잡았을 뿐입니다.[2] 비교적 높은 비율로 발생함에도 불구하고 주목을 받지 못한 이유로서 가장 많이 언급되는 것은 ① VD의 총체적

*1 사견이지만, 본래 VD란 변형뿐 아니라 가시적 차이 전반을 아우르는 개념이라고 생각하는 것이 좋다. 다시 말해 변형(變形)이라는 의미의 부정적인 일탈 외에도 미형(美形)이라고 하는 일탈도 존재한다.

〈표 6-1〉 가시적 변형(비저블 디퍼런스)의 개요

정의	선천적 혹은 후천적으로 얼굴 등의 신체 표면에 나타난 질환 또는 장애, 외상 등의 원인으로 말미암은 질환, 외상이 있으며 그것이 본인이나 다른 사람의 눈에 보이는 것
발생률	영국 인구 111명 중 한 명이 얼굴에 무언가의 가시적 변형을 지닌다.
기능장애의 유무	기능장애를 가지는 케이스와 기능장애를 갖지 않는 케이스가 있다.
주요 심리적 문제	타인의 회피 반응, 자기 자신에 대한 영향(부정적인 자아상 형성 · 낮은 자존감 · 정체성 장애 등), 커뮤니케이션 문제
주요 사회적 문제	학교 부적응(특히 취학, 전학, 진학 등), 교우관계의 형성 · 유지, 취직, 배우자 선택 등
가능한 지원 방법	심리적 지원(육아 지원, 카운셀링, 소셜 스킬 트레이닝, 메이크업 등)

인 발생률은 높으나 원인이 다종다양한 탓에 각 질환의 발생률로 따지면 극히 드문 질환이라고 여겨지기 쉽고, ② VD 자체가 사회적 지원이 있어야 하는 장애로 간주되지 못하였다는 2가지 점입니다. 가시적 변형의 개요를 〈표 6-1〉에 정리하였습니다. 이에 대하여 상세히 이야기하도록 하겠습니다.

VD를 가진 분을 짓누르는 심리적 문제

VD를 가진 분들의 심리적 문제로 가장 먼저 들 수 있는 것은 타인의 회피 반응과 자기 자신에 대한 영향입니다. 전자는 VD를 가진 분들

전반적으로 공통되어 나타나는 특징으로 사람을 대할 때 상대방이 피하거나, 혐오스러워하는 표정을 짓는 등의 반응을 일컫습니다. 후자는 이러한 회피 반응이 계속되면서 VD를 가진 분들이 자기 자신의 용모, 나아가 자기 자신 자체를 부정적으로 생각하고, 자신감을 상실하게 되는 것을 가리킵니다.

선천적 VD의 경우에는 과거에 커뮤니케이션을 하다가 힘들었던 경험 때문에 자존감이 저하되고 부정적인 자아상이 형성됩니다. 한편 후천적 VD의 경우에는 VD 발생 전후 자아상에 대한 혼란과 변화가 발생하는 '경계성 인격장애'로 나타납니다.[5] 그러므로 후천적 VD 환자가 일상생활에 복귀하려면 VD가 있는 자기 자신을 얼마나 이해하고, 그것을 다른 사람에게 내보일 수 있는지가 최대 과제가 됩니다. 비트 다케시 씨의 경우에서도 안면마비로 생사를 헤매다가 다시 예능계 복귀를 고려하면서 얼굴의 문제와 그 문제를 안고 있는 자신의 장래 희망을 중심적으로 고민하였다고 합니다.

VD에 대한 자각은 두 번째 심리적 문제인 타인과의 커뮤니케이션에도 관련됩니다. 선천적 VD의 경우 학교에 들어가기 전까지는 VD에 대한 자각이 애매합니다. 그래서 또래 친구나 주위 어른들로부터 '얼굴이 왜 그러니?'라는 질문을 받았을 때 잘 대처하지 못합니다. 그리고 잘못된 대처는 나중에 놀림이나 따돌림으로 이어질 가능성이 있습니다. 결국 타인과의 관계가 잘 이루어지지 못하고 향후 발달에 커다란 영향을 미치게 됩니다.[2]

후천적 VD의 경우에도 역시 타인과의 커뮤니케이션에서 발생하는 문제가 중요합니다. 그러나 후천적 VD는 특유의 증상까지도 수반합니다.

예컨대 화상 환자의 26%가 수술 후 2~3주 사이에 사고 체험의 플래시백을 경험하는 등 PTSD(외상후스트레스장애)에 시달린다고 합니다.[6]

화장으로 얼굴 모습을 컨트롤하는 감각을 체득하기

그렇다면 심리적 문제를 안고 있는 VD 환자에게 해줄 수 있는 지원에는 어떤 것들이 있을까요?

VD 환자의 최대 지원 중 하나는 아마도 성형외과 등에서 받는 의학적 치료일 것입니다. 물론 병원에서 VD를 치료하면 효과를 볼 수 있기는 하지만, 치료를 정기적으로 오랫동안 받아야 하고 진료비도 많이 들기 때문에 VD 환자와 가족들에게 큰 부담이 됩니다. 그뿐 아니라 치료에도 한계가 있어서 대부분의 경우 치료 후에도 무언가 상흔 · 변형이 남습니다.[7] 그리고 이러한 부담으로 인하여 VD 환자가 어린 시절에 영향을 받게 된다고 합니다. 그러므로 하루라도 빨리 VD 환자 자신이나 가족에 대한 심리적 지원이 이루어져야 합니다. 심리적 지원의 내용은 발달기마다 다른데, 발달 초기에는 VD와 가족의 관계를 원활하게 하기 위한 육아 지원과 카운슬링 · 치료 전망에 대한 상담 등이, 취학 전후에는 타인과의 커뮤니케이션에서 실패한 경험 때문에 부정적인 자아상을 형성하지 않도록 타인의 회피 반응에 대한 대처 방안과 VD에 대한 이해를 돕는 교육 등을 생각할 수 있습니다.[2]

또한, 성장한 후에는 개인의 니즈에 들어맞는 개별 지원이 요구되기도 합니다. 이러한 지원은 지금까지 받아들이지 못한 VD를 자신의 일부로 받아들이는 프로세스라고 할 수 있습니다. 그러나 자신과 대면한다는 것은 굉장한 노력을 해야 하는 엄청난 일입니다. 이를 위하여는 많은 시간이 걸립니다.

화장 테라피는 이와 같은 지원 프로세스에서 메이크업으로 자신의 얼굴을 어떻게 표현할지를 연구하고 컨트롤할 수 있는 감각을 획득하게 합니다. 그 결과 VD가 있는 자신의 얼굴을 스스로 받아들이는 데 큰 도움을 줄 수 있습니다. 안면신경마비 환자에 대한 면접과 메이크업을 실시하고 그때의 심리적 변화를 살펴본 연구에 따르면 소수의 사례이긴 하나 안면신경마비로 인하여 발생한 것으로 여겨지는 우울·열등감 등이 감퇴하였다고 하는 실험 결과가 보고되었습니다.[8] 앞으로 이러한 연구와 심리적 지원이 함께 이루어진다면 앞으로 화장 테라피에 큰 효과를 기대할 수 있을 것이라 생각합니다.

화장으로 주위 사람들의 생각을 바꿔주는 효과도

VD 환자에 대한 지원은 VD 환자나 그 가족에서 끝나서는 안 됩니다. 왜냐하면 VD에 관한 심리적 문제는 VD 환자 자신뿐 아니라 다른 사람의 회피 반응에 의하여 야기되기도 하기 때문입니다. 따라서 주위 사람들을 대상으로 VD에 관한 이해를 돕는 활동에 대해서도 간단히 살펴보겠습니다. 여기서 최근 화제가 되는 것이 접촉 효과의 유효성입니다.[9] 이는 무심결에 놀라서 회피하게 되는 자극이 있더라도 그 자극이 반복되면 서서히 익숙해지게 된다는 이론입니다.

이 이론을 VD에 적용하면, VD가 있는 얼굴에 회피적으로 반응한 분도 빈번하게 VD와 접촉함으로써 회피 반응이 경감될 수 있습니다. 실제로 VD 환자에 대한 지원과 사회 계몽을 추진하는 'Changing Faces'에서는 여러 VD 환자의 협력을 얻어 이와 같은 접촉 효과를 높이기 위한 포스터와 동영상을 제작하고, 실제 계몽 활동에 적극적으로 사용하고 있어서 지금도 인터넷상에서 그 효과를 검증하고 있습니다.

그리고 여기서도 화장 테라피의 활용 가능성이 있습니다. 접촉 효과를 이용한 VD 환자 주위의 사람들에 대한 지원입니다. 접촉 효과를 높이려면 메이크업으로 VD 환자의 상태를 일시적으로 경험하는 것도 효과적입니다. 이를 통하여 VD를 가졌다고 하는 공통성을 만들어낼 수 있을지도 모르겠습니다. 실제로 어느 연구에서는 실험 참가자에게 메이크업으로 반점을 만들었더니 VD 환자가 다른 사람을 대할 때에 느끼는 것과 마찬가지로 자기 자신에 대한 자신감을 상실하는 등의 심리 상태에 빠지게 된다고 보고하였습니다.[10]

이처럼 VD를 둘러싼 화장 테라피의 가능성은 VD 환자와 그 가족에 대한 지원뿐 아니라 다른 사람이 VD 환자를 이해하기 위한 지원으로도 크게 열려 있다고 할 수 있습니다. 실제 연구는 앞으로의 커다란 과제입니다. 향후 보고가 기대됩니다.

Make-Up Therapy

7장

니혼대학교 의학부 사카타니 가오루
시세이도 리서치센터 다니다 마사히로

뇌의 건강과 미용 : 브레인 뷰티

최근 스트레스에 대하여 피부와 뇌를 동시에 케어하는 미용 방법을 일컫는 '브레인 뷰티'라고 하는 말이 생겨났습니다.[1] 뇌는 몸과 마음의 상태를 컨트롤하는 이른바 사령탑과도 같은 곳입니다. 스트레스로 인하여 손상된 뇌를 치유하는 것은 몸과 마음을 아름답고 건강하게 하는 미용의 참 뿌리입니다. 이러한 콘셉트는 뇌와 피부의 스트레스 반응의 관계성을 처음으로 증명한 뇌과학 연구 성과에 기초한 것입니다.

'브레인 뷰티'란

뇌는 스트레스를 감지하는 '스트레스 센서'로서의 역할과 신체의 스트레스 반응을 조절하는 '스트레스 컨트롤'의 2가지 역할을 하고 있습니다.

스트레스를 받으면 뇌는 스트레스로부터 몸을 지키기 위하여 자율신경계와 내분비계가 반응하도록 명령을 내립니다. 그러나 어지러울 정도로 빠르게 변화하는 현대 사회 속에서 매일 스트레스에 시달리다 보면 뇌가 쉬지 않고 명령을 내려서 결국 자율신경계나 내분비계의 균형이 무너지고 맙니다〈그림 7-1〉. 그 결과 피부를 비롯한 신체 곳곳에 다양한 이상이 발생하는 것입니다.

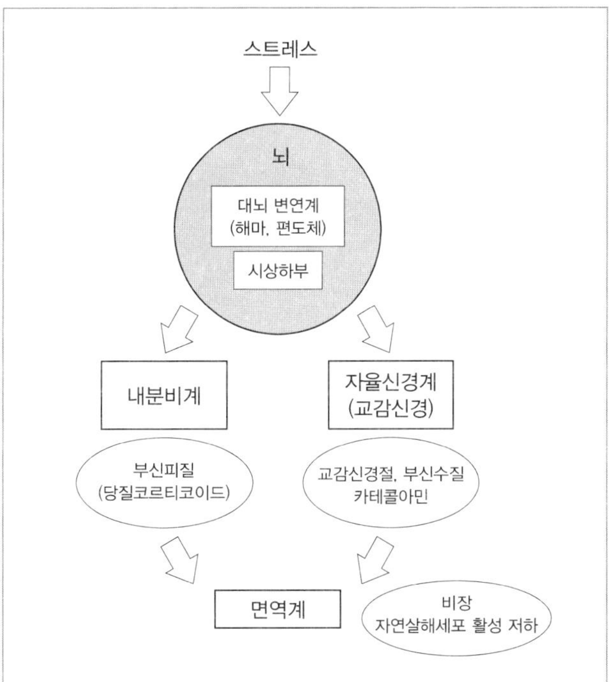

〈그림 7-1〉 스트레스에 대한 생체 반응

스트레스는 대뇌 변연계를 통하여 시상하부의 중추에 있는 내분비계와 자율신경계를 활성화시킨다. 그리고 스트레스가 계속되면 면역 기능이 저하된다.

많은 여성이 스트레스로 인하여 여드름이 나는 등 피부 트러블이 발생하면 피부 관리를 최우선으로 합니다. 그러나 스킨케어로 일시적으로는 피부의 상태가 좋아질지 모르지만, 스트레스로 인한 뇌의 트러블이 개선되지 않는 한 피부 트러블은 금방 재발하고 맙니다.

일상의 스트레스로 인하여 뇌가 쉬지 못하고 피로는 극에 달하게 됩니다. 최근의 연구에 따르면 스트레스는 뇌에도 손상을 입힌다는 것이 밝혀졌습니다. 스트레스로 인하여 분비되는 부신피질 호르몬이 해마의 신경세포에 작용하여 기억장애와 학습장애를 일으키게 됩니다.[2]

우리들은 지금까지 미용의 대상이라고는 생각하지 못하였던 스트레스로 인한 뇌의 트러블에 대하여 화장으로 피부와 뇌의 상태를 어떻게 개선할 수 있을지 연구를 거듭하였습니다. 그리고 스트레스로 인하여 손상을 입은 뇌의 건강을 회복시키기 위해서는 스트레스를 완화하는 화장을 통한 긴장 완화가 효과적이라는 것을 증명하였습니다. 또 뇌를 치유하면 피부 상태도 양호해진다는 것도 알게 되었습니다. 이들 연구 결과는 브레인 뷰티 이론〈그림 7-2〉의 토대가 되며, 스트레스로 인한 피부 트러블에 대처하기 위해서는 피부 관리와 더불어 뇌를 관리하는 것도 중요하다는 것을 뜻합니다.

스트레스에 뇌와 몸이 반응하다

우리들이 수많은 스트레스에 시달리면 스트레스에 순응하기 위하여 자율신경계와 내분비계가 활성화됩니다.[3][4] 이와 같은 스트레스 반응은 생체의 항상성을 유지하기 위하여 중요한 역할을 하지만, 스트레

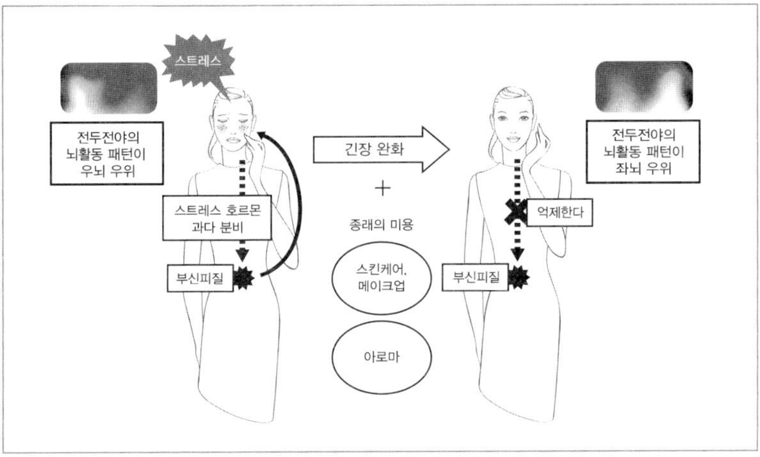

〈그림 7-2〉 화장으로 뇌를 케어하는 브레인 뷰티 개념도

뇌는 스트레스를 받으면 전두전야의 뇌활동 패턴은 우뇌과 우위(강해짐)를 차지함으로써(흰 색으로 나타난 곳이 신경 활동이 활발하다) 스트레스 호르몬이 많이 분비되고 면역 기능에 영향을 주기 때문에 피부 상태가 나빠진다. 스킨케어, 메이크업, 아로마 등 미용과 미용을 통한 긴장 완화는 뇌의 스트레스 개선에 도움을 준다.

스 반응이 장기간 계속되면 몸에는 여러 이상이 유발됩니다.

전두엽의 전두전야는 사고, 행동과 감정을 컨트롤하는 등 고차 뇌 기능을 지휘하는데 스트레스 반응에서도 중요한 역할을 하고 있다는 것이 알려졌습니다.[5] 앞서 이야기한 뇌의 2가지 역할인 '스트레스 센서'와 '스트레스 컨트롤'을 주로 담당하는 것이 바로 전두전야입니다.

그래서 우리들은 빛으로 뇌 기능을 측정하는 영상 시스템을 통하여 스트레스 반응과 긴장 완화 효과에 의한 전두전야의 역할에 대한 연구를 실시하였습니다.[6][7][8] 뇌 기능을 측정하는 영상 시스템이란 뇌파나 PET(양전자 방출 단층촬영 : Position Emission Tomography), fMRI(기능적 자기공명 영상장치 : functional Magnetic Resonance

Imaging) 등 사람의 뇌가 활동하는 모습을 영상으로 가시화하는 계측 기술입니다. 특히 빛을 이용한 NIRS(근적외선 분광법 : Near Infrared Spectroscopy)는 전두전야의 신경 활동을 계측할 때 센서를 이마의 피부 위에 올려놓기만 하면 되므로 피검사자의 부담과 구속이 적습니다.[9] NIRS로 측정한 뇌 혈관 속의 산화 헤모글로빈의 농도 변화는 신경 활동 시 국소적인 뇌 혈류 변화와 상관이 있기 때문에 신경 활동의 지표로 사용됩니다.[10]

일반적인 스트레스 과제로서 사용되는 암산(4자리 뺄셈)을 수행하게 하여 전두전야의 신경 활동을 측정하였습니다. 암산을 할 때 좌우의 전두전야가 활동을 할 때 오른쪽의 전두전야의 신경 활동이 왼쪽보다 큰 우뇌 우위의 타입과 반대로 왼쪽이 오른쪽보다 큰 좌뇌 우위의 타입이 있다는 것을 알 수 있었습니다.

한편 자율신경 기능을 조사하기 위하여 스트레스 과제를 수행할 때의 심장 박동 변화를 분석하였습니다. 암산할 때 심장 박동수가 상승하였는데 흥미롭게도 우뇌 우위의 타입은 박동수의 상승률이 높고, 반대로 좌뇌 우위 타입은 박동수의 상승률이 낮은 것을 알 수 있었습니다. 그리고 여드름의 원인이 되는 피지나 아크네 균의 양과 전두전야의 신경 활동과의 관계를 조사하였더니 우뇌 우위의 타입은 피지와 아크네 균의 양이 좌뇌 우위 타입보다도 많은 것을 알 수 있었습니다.

피지와 아크네 균의 양이 많다는 것은 스트레스로 인하여 내분비계가 과도하게 반응하였음을 암시합니다. 즉 여성의 경우 스트레스로 인하여 내분비계(간뇌-하수체-부신피질)가 활성화되고, 부신피질에서 남성 호르몬이 분비되어 피지와 아크네 균이 증가합니다.[10]

우뇌 우위의 타입이신 분은 스트레스가 가해지면 쉽게 가슴이 두근거리고, 또 평소에도 스트레스에 시달리기 때문에 피부는 지성이 되며 여드름이 잘 생기게 된다고 할 수 있습니다. 반대로 좌뇌 우위의 타입은 스트레스를 받아도 가슴이 많이 두근거리지 않고, 또 피부에도 피지가 많이 끼지 않습니다. 따라서 우뇌 우위의 타입을 스트레스 패턴, 좌뇌 우위 타입을 릴랙스 패턴이라고 할 수 있을 것입니다.

아로마가 뇌와 피부에 좋은 효과를 준다

향기의 긴장 완화 효과에 대하여 수많은 연구가 이루어져 왔습니다. 민트, 라벤더 등의 향기는 불안을 개선하고 우울증에 효과가 있습니다.[12] 또한, 향기는 스트레스로 인한 면역 기능 저하[13]와 피부 염증 반응[14]에도 효과를 보입니다. 그리고 라벤더나 로즈메리의 향기는 타액 속 코르티졸 농도를 저하시키는 효과가 있다고 합니다.[15]

우리들은 암산 시 스트레스 패턴을 보인 분들에 대하여 향기를 맡고 긴장을 풀도록 한 후 피지량과 뇌의 전두전야의 활동 패턴에 대한 영향을 조사하였습니다.[7] 아로마를 아침과 낮, 밤의 3회 분사하여 사용하고, 취침 전에는 베갯맡에 두어 지속적으로 사용하게 하였습니다. 한편 사용한 향기는 조향사가 이 테스트를 위하여 조합한 것입니다.

1개월 후에 안면의 피지량과 암산 과제 시의 전두전야의 활동을 측정하여 아로마 사용 전과 비교하였습니다. 그 결과 피지량이 저하된 것을 알 수 있었습니다. 그뿐만 아니라 암산 과제 시의 전두전야의 스트레스 패턴(우뇌 우위)는 릴랙스 패턴(좌뇌 우위)로 변화하였습니다.

브레인 뷰티의 포인트는 편안함

몸과 마음의 긴장을 푸는 방법으로는 향기 외에도 마사지와 침, 뜸, 운동 등 다양한 방법이 있습니다. 이들의 공통점은 오감을 통하여 뇌를 자극한다는 것입니다. 중요한 것은 그 자극이 '편안함'인지의 여부입니다. 예컨대 같은 냄새 자극이라도 불쾌한 냄새라면 면역력이 저하된다고 하는 실험 결과가 있습니다.[16] 편안한 자극은 뇌간 망상체의 세로토닌계와 도파민계에 작용하여 뇌를 활성화하는 것으로 여겨집니다.

또한, 화장 자체도 뇌를 활성화하는 작용을 한다는 것이 알려졌습니다. 피곤할 때 화장을 하면 각성 레벨이 높아지거나, 4장에서 다룬 것처럼 우울 증상과 고령자의 치매 등 신경 증상이 경감되었다는 것은 화장의 뇌 활성화 효과를 나타내는 것입니다.

피부와 뇌를 동시에 케어하는 브레인 뷰티에는 피부 트러블 개선뿐 아니라 뇌를 활성화하고, 우울증이나 생활습관병 등 스트레스로 말미암은 수많은 질병을 예방하는 효과도 기대됩니다. 우리들은 브레인 뷰티가 예방의학 분야에서도 중요한 역할을 할 것이라고 생각합니다. 브레인 뷰티는 에비던스 베이스드 헬스 프로모션(과학적 근거에 기초한 건강 촉진)의 일환으로 앞으로 더욱 발전할 것으로 기대되고 있습니다.

Make-Up Therapy

8장

미나미아오야마 피부과
스킨나비클리닉 핫토리 히데코

피부과 의사의 눈으로 바라본 토털 솔루션으로서의 미용 테라피

여성들의 미용상의 고민은 끝이 없습니다. 기미와 주름은 그 누구도 피할 수 없는 연령으로 인한 것으로서 어쩔 수 없습니다. 그러나 그렇게 생각하더라도 지금보다 조금만이라도 예뻐지고 싶다는 것이 많은 여성이 품는 바람일 것입니다.

화장 테라피에서 미용 테라피로

저는 현재 미용피부과 클리닉에서 피부과의로서 미용 의료에 몸을 담고 있습니다. 미용 피부 의료는 미용상의 다양한 트러블에 대처하는

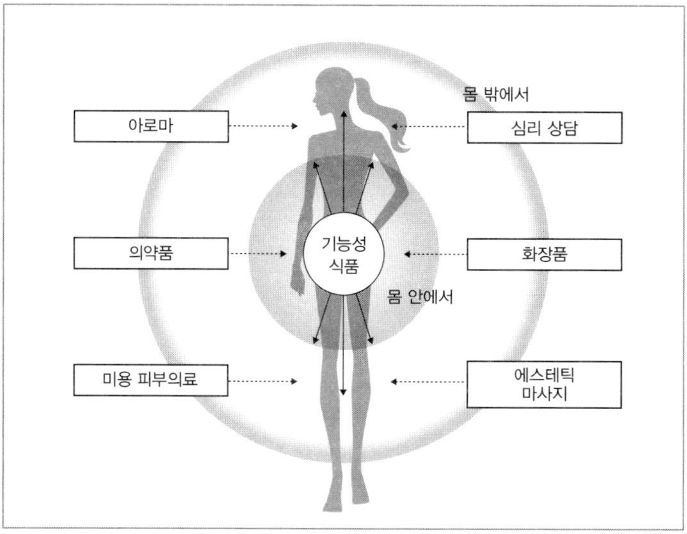

〈그림 8-1〉 아름다움과 건강을 위한 토털 솔루션

굉장히 효과적인 해결법(솔루션)입니다. 의약품과 의료 시술이 따르는 미용 피부 의료는 화장품으로는 추구할 수 없는 기능과 효과를 발휘합니다. 그러나 피부 트러블은 피부만의 문제가 아니라, 그 사람의 마음의 상태와 생활환경, 식습관 등 다양한 요인이 복합적으로 작용하여 발생한 것입니다. 여성이 고민으로부터 해방되어 아름답게 빛나기 위해서는 그 고민을 종합적인 관점으로 파악하여 몸 안팎으로 케어하여야 합니다〈그림 8-1〉.

몸의 바깥에서 작용하는 것으로는 의약품과 미용피부의료, 화장품이나 향기, 에스테틱 마사지 등이 있습니다. 몸의 안에서 작용하는 것으로는 보조식품과 미용식품 등을 들 수 있습니다. 이들을 이용하여 피부와 몸, 마음 등 전체적으로 효과를 볼 수 있습니다. 예컨대 피부의 탱탱함과 탄력, 기미와 주름에 대한 대응이나 다이어트 서포트, 변비와 피로에 대한 대응 등입니다.

앞으로는 이 책의 주제이기도 한 '화장 테라피'에서 한 걸음 더 나아가 미용 피부 의료기술, 화장품, 보조식품, 생활상의 어드바이스, 심리 상담 등 다양한 솔루션을 한 명 한 명의 목적에 맞게 조합한 '미용 테라피'가 개개인의 여성의 진짜 퀄리티 오브 라이프(생활과 삶의 질, QOL)을 위하여 효과적일 것으로 생각됩니다. 여기서는 의료 종사자의 시점에서 토털 솔루션으로서의 '미용 테라피'에 대하여 생각하여 보고자 합니다.

몸의 안과 밖에서 케어

몸의 바깥에서 작용하는 대표적인 접근법인 미용 피부 의료에서는 피부에 산성 약제를 도포함으로써 여드름이나 피부의 칙칙함의 개선을 꾀하는 '화학 필링', 미약한 전류를 흘려서 미백 효과가 있는 아스코르빈산(비타민 C) 등의 약제를 피부에 침투시키는 '이온 토포레시스', 기미나 주근깨 등 색소성 병변이나 홍조, 모공, 피부 처짐 등을 개선하는 데 효과적인 '레이저 시술'을 들 수 있습니다. 또한, '보툴리눔 독소제제(보톡스)'를 사용하여 표정근의 수축을 억제함으로써 주름 발생을 방지하는 방법과 피하층에 '히알루론산'이나 '콜라겐'을 주입하여 주름이 옅어지도록 하는 기술도 있습니다.

그 다음은 화장품입니다. 화장품으로는 미용 피부 의료를 통하여 얻을 수 있는 치료 효과까지는 실현할 수 없지만, 의료 종사자의 시점에서도 피부의 아름다움과 건강을 유지하기 위하여 화장품 사용은 필수불가결하다고 봅니다. 저는 클리닉을 방문한 여성에게 의학적인 문제가 없는 한 화장품 사용은 제한하지 않습니다. 오히려 치료상의 필요성 때문에 화장품 사용을 권장합니다.

예컨대 여드름 등의 치료를 목적으로 화학 필링을 시술하면 일시적으로 환부의 피부 장벽 기능이 저하되므로 외기의 건조와 자외선에 대하여 무방비에 가까운 상태가 됩니다. 그대로 방치하면 건조와 자외선 자극으로 피부에 악영향을 주게 되므로 장벽 기능이 충분히 회복되기 전까지 안전성이 높고 충분한 보습 효과가 있는 스킨케어 화장품을 사용하게 합니다. 또한, 레이저 시술은 기미 해소에 효과적인 수단이지만, 완전히 치료가 끝날 때까지는 화장품으로 자외선을 차단하는 데 신경을 쓰도록 합니다. 치료한 부위는 일시적으로 자외선에 대한 저항력이 저하되므로 이 사이에 자외선으로 손상을 받아 버리면 열심히 치료한 효과가 아무 소용이 없기 때문입니다. 미용 피부 의료의 효과를 위해서도 반드시 적절한 화장품을 사용하여야 합니다.

또한, 치료 기간에는 다른 일을 하기 힘들다는 이유로 미용 피부 클리닉의 문을 두드리기를 주저하는 분도 계십니다. 치료가 완료하면 자신감을 갖고 다른 사람에게 보여줄 수 있지만, 치료 중에는 일시적이라도 치료 흔적이나 반창고를 붙인 얼굴을 보일 각오를 해야만 합니다. 예뻐지고 싶다는 희망을 안고 내원하여 주신 분에게 있어 일시적이라도 치료 중의 얼굴을 다른 사람에게 보이는 것은 피부 트러블 이상으로 심리적 저항이 따릅니다.

이처럼 치료 기간의 문제에 대하여 우리 클리닉에서는 반창고 대신 레이저 치료 후 딱지나 발적을 감추도록 개발된 전용 컨실러 사용을 권장하고 있습니다.[1] 바른 후의 느낌이 일반 화장품을 사용하였을 때와 다르지 않기 때문에 반창고와 비교하면 주변 사람들의 눈에도 잘 띄지 않아서 본인도 쓸데없이 불안해하거나 걱정할 필요가 없습니다.

본래 신체의 건강을 위해서는 앓고 있는 병을 치료하는 것도 중요하지만 병에 걸리지 않도록 예방하는 것도 그만큼 중요합니다. 이점은 피부에 대해서도 마찬가지입니다. 미용 피부 의료는 '큐어'(치료)를 담당하고, 화장품으로 '케어'(관리)하는 것은 피부 트러블 발생을 미연에 방지하고, 치료 후 재발을 방지하는 역할을 합니다.

그리고 피부 트러블은 다양한 생활습관의 요인과도 관련이 있습니다. 여기서 중요한 것이 안에서부터의 접근입니다. 올바른 스킨케어도 중요하지만, 규칙적이고 영양의 균형이 잡힌 식생활이 매우 중요합니다. 과다한 영양은 여드름을 악화시키는 과도한 피지 분비의 원인이 됩니다. 비타민 A는 피부의 형성과 유지에 중요한 작용을 하는 등 다양한 영양소가 피부의 건강 유지에 중요한 역할을 담당하고 있습니다. 때로는 식사뿐 아니라 피부 트러블에 대응한 보조식품도 효과적입니다. 또한, 수면 부족은 피부의 혈액순환을 저하하여 다크서클이 생기고 안색이 칙칙해지게 하는 원인이 됩니다. 흡연은 체내에 활성산소를 발생시켜 피부 노화를 촉진한다고 합니다. 정신적인 스트레스도 피부에 여러 가지 악영향을 발생시킨다고 합니다.

멘탈 케어의 중요성

미용 피부 의료와 화장품을 효과적으로 사용하여 피부의 상태를 개선할지라도, 본인이 받아들이지 않는다면 의미가 없습니다. 치료 전반에 걸쳐 가장 중요한 것은 정신적인 배려입니다. 기미나 주름, 여드름과 같은 피부 트러블은 직접적으로 생명을 위협하지는 않습니다. 그러나 피부 트러블이나 피부 질환은 내장 질환과 달리 주변 사람들의 눈에 보여집니다. 그리고 그 시선은 환자의 마음에 상처를 주기도 합니다. 예뻐지고 싶다는 마음은 모든 여성들이 절실하게 품고 있는 바람입니다. 미용 의료를 받는 이유를 묻는 조사 결과에 따르면 한국 여성들은 '아름다워지고 싶어서' 미용 의료를 받는 분들이 많은 데 반하여, 일본 여성의 대부분은 '평범해지고 싶어서'라는 이유로 클리닉에 찾아오신다고 합니다.[2]

피부에 생긴 트러블은 피부라고 하는 조직만의 문제가 아니며 마음에도 깊이 영향을 미칩니다. 심한 장애는 물론 여드름처럼 일반적이고 비교적 경미하다고 여겨지는 질환도 심리적으로 바람직하지 않은 영향을 주며[3], 피부 질환 치료가 그로 인한 심리적 스트레스를 경감시켜 그 사람의 QOL까지 향상시킨다는 연구 결과가 보고되었습니다.[4][5]

실제로 클리닉에서 치료를 받는 여성 환자 중에는 피부 고민이 해소되자 전혀 다른 사람처럼 표정까지 밝아지는 분도 계시고, 치료에 효과를 보면서 이전보다 복장이 멋지고 스타일리시해지는 분도 있습니다. 미용 의료와 화장품으로 피부를 개선하고 마음까지도 풍요로워진 것입니다. 이러한 점으로부터도 미용 피부 의료에 몸담은 사람은 멘탈

케어에 충분히 배려할 줄 알아야 합니다.

예컨대 우리 클리닉에서는 시술실은 개별실로 하고, 대합실은 쾌적성을 중시한 색조로 인테리어를 하고 계절에 맞춰 실내의 향기를 바꿉니다. 또한, 피부과의가 진단과 치료 행위를 담당하는 한편, 미용 스태프가 미용 시술과 화장품 사용 방법, 생활에 대한 조언을 담당함으로써 환자가 내원하여 귀가하기까지 계속 함께합니다. 의사에게는 상담하지 못하는 고민을 미용 스태프에게는 편하게 상담할 수 있는 경우도 있습니다. 다양한 스태프가 다양한 입장에서 환자를 만남으로서 환자 한 명 한 명의 마음에 한 걸음 더 다가가 더 많은 이야기를 나누는 것을 중시합니다.

피부의 아름다움과 건강은 심신의 건강에 뿌리를 둡니다. 우리들은 피부에 대한 접근을 중심으로 하되 각자의 전공 영역에 얽매이지 않고, 환자에게 있어 무엇이 필요한지 전인적인 토털 솔루션인 미용 테라피를 제공함으로써 여성의 만족도를 최대로 높이기 위하여 최선을 다하고 있습니다.

Make-Up Therapy

9장

A.C.E. 뷰티사이언스연구소
쓰카다 히로유키
시세이도 전문점부 가와구치 가쓰히로

화장 테라피스트 육성

최근 화장이나 에스테틱 마사지와 같은 미용 행위에 대하여 미용뿐 아니라 심신의 건강과 치유 효과가 기대되고 있습니다. 그러나 실제로 직업으로서 화장 테라피를 하는 사람과 자격 제도, 그리고 환경은 아직 정비되지 못하였습니다. 지금 누구나 안심하고 이러한 기술과 시술을 받을 수 있는 장소를 만들고 인재를 양성하여야 합니다. 그래서 저는 화장 테라피의 향후 전개로서 폭넓은 미용 지식과 기술을 겸비하고 화장품 판매를 주로 하여 활동하는 뷰티 컨설턴트(미용부원)를 미용, 건강, 치유의 종합 기술자, 다시 말해 화장 테라피를 담당하는 '화장 테라피스트'로 발전시키고자 합니다.

화장 테라피가 사회 시스템 속에서 효과적으로 기능하기 위한 시스템 구축을 위하여 유사 분야인 에스테틱 업계의 현재와 과제를 통하여 이야기하고자 합니다.

에스테틱 기술 격차를 해결하기 위한 제도

'에스테틱'이라는 말은 오늘날 널리 알려져 있고, 그 산업 규모도 매년 다르게 확대되고 있습니다. 에스테틱의 목적은 예전에는 피부 관리나 몸매 관리, 제모와 같은 '미용'이 주를 이루었지만, 요즈음에는 아로마를 사용하여 심신을 치유하는 아로마 테라피와의 융합, 중국 의학 · 아유르베다 등 해외 의료 기술 응용, 찜질방이나 스파 시설 병행 등 심신의 건강과 치유를 목적으로 하는 새로운 서비스가 탄생하고 있습니다.

그러나 에스테틱은 특별한 자격이나 인증을 요구하지 않기 때문에 일반에 널리 보급됨에 따라 참가 기업과 시설의 종류도 다양해졌습니다. 그중에는 과학적 근거가 빈약한 시설도 있고 의료 행위와 유사한 시술을 하는 곳까지 생겨났습니다. 이에 따라 에스테티션의 기술 격차에 대한 불안과 불투명한 가격 설정, 계약 · 해약에 관한 불신 등 앞으로 해결해야 할 과제가 많습니다. 업계 통일적인 자격 제도 및 인증 제도 도입이 시급한 상태입니다.

그래서 2008년부터 에스테틱과 관련된 협회, 단체, 기구가 하나가 되어 에스테틱의 인증제도를 개시하였습니다. 그리고 에스테티션의 기술 수준의 유지 및 향상을 목적으로 한 업계 통일의 인증 제도 실시를 위한 준비가 이루어지고 있습니다. 이러한 인증 제도가 도입되면 언제, 어디서, 누구나 안심하고 고품질의 에스테틱 시술을 받을 수 있게 됩니다.

화장 테라피스트 국가 자격의 필요성

에스테틱 외에도 아름다움과 건강의 실현을 목적으로 한 서비스는 다양합니다. 그리고 그러한 서비스는 각자 기초가 되는 이론과 기술이 있고 그에 대한 자격 제도도 존재합니다. 그러나 대부분의 경우 자격 및 교육 제도가 정비되지 않거나, 자격 제도가 있더라도 관련 단체의 인정 자격일 뿐 국가 자격은 아닙니다. 이로 인하여 유사 영역에 대한 새로운 자격이 난립하고 신규 사업이 무질서하게 증식하여 고객들에게 불안과 불신을 주게 됩니다. 화장 테라피스트를 국가 자격화한다면 그에 따라 인재 육성 및 공급 제도가 갖추어져 화장 테라피에 대한 인지도도 높아지고 누구나 안심하고 시술을 받을 수 있습니다. 앞으로 화장 테라피를 전개하려면 우선 시술자인 화장 테라피스트의 국가 자격화가 필요하다고 생각합니다.

화장 테라피스트가 되기 위한 자격 요건은 뷰티 컨설턴트가 습득하는 화장품(스킨케어 · 메이크업)과 미용, 피부에 관한 지식에 더하여 손님의 몸과 마음의 상태를 파악하기 위한 생리해부학, 영양학, 심리학과 같은 다양한 영역의 지식을 아울러야 합니다. 그리고 건강한 상태와 몸이 약해진 상태, 병에 걸린 상태에 폭넓게 대응하기 위하여 의사와 간호사의 지도 혹은 디스커션을 이해할 수 있도록 병태생리학, 임상심리학의 지식도 갖추어야 합니다.

화장 테라피스트에게 요구되는 활동

화장 테라피스트의 활동의 장은 미용을 중심으로 한 기존 영역과 건강을 중심으로 한 새로운 영역이 있습니다〈그림 9-1〉. 기존 영역으로는 종래의 활동 영역인 화장품 매장 등을 들 수 있습니다. 그리고 새로운 영역으로 마음에 대한 케어가 중요한 병원과 정신과, 인생의 마지막을 풍요롭고 즐겁게 보내야 하는 호스피스와 노인 시설, 개호 시설 등을 들 수 있습니다. 이들 새로운 영역에서 화장 테라피스트는 미용과 건강, 치유를 목적으로 손님의 상태와 기대에 맞춘 화장 테라피를 제공할 수 있어야 합니다. 또한, 노인 시설이나 재해지에 파견 의뢰를 받고 현장에 달려갈 수도 있습니다. 예전에 한신 대지진으로 피난하여 가설 주택에서 불편한 생활을 해야 했던 사람들에게 에스테틱과 아로마

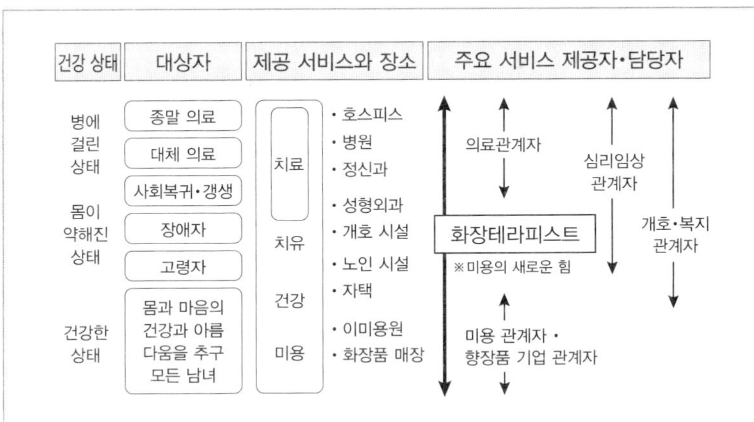

〈그림 9-1〉 화장 테라피스트의 활동의 장

미용과 건강, 치유를 제공하는 화장 테라피스트는 미용을 중심으로 한 기존의 활동 영역에 머무르지 않고 병원과 개호시설을 비롯하여 다양한 건강 상태와 개인의 기대에 따라 넓은 영역에서 활동할 수 있다.

테라피를 자원봉사하여 상처받은 마음을 달랬던 사례도 있습니다.

화장 테라피의 시술 대상은 기본적으로는 건강한 분 혹은 병에 걸리지는 않았지만 몸이 약해진 상태인 분으로 하지만, 병에 걸린 분에 대해서는 병원이나 진료서의 의사와 간호사의 지시하에서 환자에게 최적의 화장 테라피를 제공하는 것도 가능합니다. 그리고 장래적인 전망으로서 '고객', '활동의 장', '화장 테라피스트'의 네트워크를 전국적으로 전개하고 서로 거리를 좁힘으로써 안전하고 안심할 수 있는 서비스를 빠르게 적당한 가격으로 제공하여 시민의 생활에 가까이 화장 테라피가 정착되기를 바라는 바입니다.

평소 과로나 스트레스 등으로 야기되는 증상들을 화장의 힘으로 개선하는 화장 테라피스트는 현대인의 삶을 풍요롭게 만들 수 있습니다. 미용과 건강, 치유가 생활의 중심이 되는 것은 평화의 증거이기도 합니다. 미용의 혜택을 받지 못하여 건강이 상하고 피로감이 감도는 사회는 소모적이고 발전을 기대할 수 없습니다. 미용은 물론, 여기에 식생활 · 운동생활 · 수면 · 목욕과 같은 건강과학에 더하여 일상생활에서의 건강 미용 영역의 문제를 종합적으로 해결하는 고부가가치의 생활습관 개선 산업이 창출되기를 기대하여 봅니다.

Make-Up Therapy

10장

시세이도 고객·사회릴레이션부
아오키 데루코

각국의 화장 테라피

반점, 백반, 흉터나 화상 등으로 인한 피부의 요철 등 피부 고민이 있는 분들은 인구의 약 1~3%를 차지한다는 통계 자료가 있습니다. 이처럼 많은 분들이 의학적인 치료뿐 아니라 미용 케어의 필요성도 느끼고 계십니다. 그래서 우리는 2006년 6월, 라이프 퀄리티 뷰티센터를 설립하였습니다[*1](다음 페이지의 사진 10-1). 의료기관에서의 실습이나 OJT(온 더 잡 트레이닝)으로 전문교육을 받은 스태프가 반점이나 백반, 피부의 요철 등 다양한 피부 고민에 맞추어 메이크업 어드바이스를 중심으로 한 화장 테라피를 실시하고 있습니다. 개설 이래 현재에 이르기까지 약 1,500분이 찾아 주셨습니다. 우리는 피부과 의사 선생님들의 협력과 지지를 얻어 활동하고 있습니다.

---

*1 시세이도 라이프 퀄리티 뷰티센터 http://www.shiseido.co.jp/slqc/

자연스러운 커버와 메이크업을 어드바이스

센터에서는 메이크업으로 결점을 커버하는 방법에 대한 상담에 응하고 있으며, 여성분들뿐 아니라 메이크업에 익숙하지 않은 남성분들과 아이들의 상담에도 대응하고 있습니다.

남성분들 중에는 반점을 가리는 것 자체에 거부감을 갖는 분도 계십니다. 이럴 때에는 일상적으로 반점을 커버할지, 아니면 결혼식 등 특별한 날에만 커버할지를 확인합니다. 또한, 아이의 반점 경우에는 아이와 보호자 쌍방에 대하여 메이크업을 시도하여 보겠는지를 묻습니다.

커버를 할 때에는 자연스러운 범위에서 실시합니다. 예컨대 붉은 기가 도는 반점의 경우 성인이라면 붉은 기를 완전히 커버하지만, 아이는 볼 부분에 자연스러운 혈색감을 남깁니다. 자연스러운 커버 방법을 한 번 익혀두면 나중에 메이크업을 하는 나이가 되었을 때 도움이 됩니다.

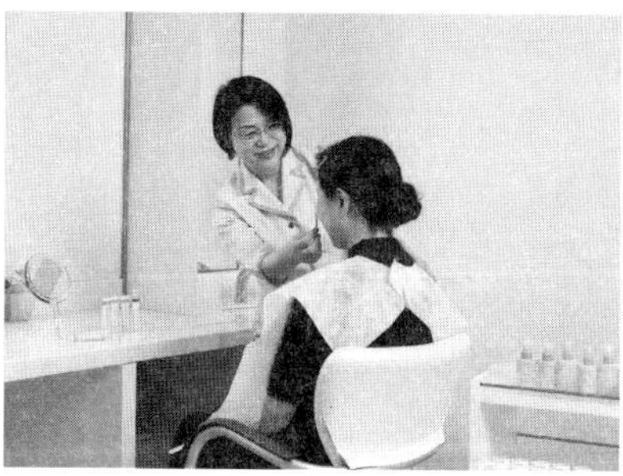

〈그림 10-1〉 시세이도 라이프 퀄리티 뷰티센터
메이크업 어드바이스를 하는 모습

입술이나 구개(위턱)이 정상적으로 형성되지 못하는 구순구개열에 대해서는 성장에 맞춰 여러 번 수술을 하여야 합니다. 의료 기술이 발전하고 수술 흔적도 눈에 잘 띄지 않으나, 완전히 아무 일도 없었던 것처럼 하기는 어려워서 입가에 수술 흔적이 남습니다. 이와 같은 수술 흔적은 파운데이션으로 커버한 후 립라이너로 입술 윤곽을 그립니다. 입술뿐 아니라 얼굴 전체의 균형을 보고 한 사람 한 사람에 알맞은 입매를 어드바이스하고 있습니다.

일본과 세계 각지로 전개

우리들이 제공하고 있는 화장 테라피는 이 활동에 뜻을 같이 하는 일본 전국의 300군데의 화장품 전문점과 백화점, 의료기관에서도 받을 수 있습니다. 그리고 2009년에는 중국(상하이), 타이완(타이베이와 가오슝)에 센터를 개설하였습니다. 또한, 이탈리아와 독일에서는 암환자 시설에서의 미용 세미나를 개최하여 항암제의 부작용으로 빠진 눈썹을 자연스럽게 그리는 방법 등을 전하고 있습니다.

이처럼 지역이나 인종, 질병의 벽을 넘어서 화장 테라피 활동을 더욱 넓혀나가고자 합니다.

푸단대학 부속 화산병원
데이시 추우

중국 사례

중국의 화장 테라피

중국에서는 일본과 서양만큼 화장하는 습관이 널리 퍼져 있지 않습니다. 그래서 화장 테라피의 효과도 거의 알려지지 않았습니다. 단지 백반증처럼 절실한 고민을 지닌 환자분이 환부를 화장으로 커버하는 용도로는 이미 도입이 시작되었습니다.

백반증의 발현 빈도는 약 1%이며 인종에 따른 차이는 없다고 합니다. 당연히 중국에도 수많은 환자분들이 있습니다. 백반증에 걸리면 하얀 피부색이 뚜렷하여 눈에 잘 띄므로 많은 환자분들의 고민 대상이 됩니다. 제가 의사로 근무하는 병원의 피부과에도 백반 진료로 찾아오는 환자 수가 많고, 중국 각지에서 모여들고 있습니다.

심상성 백반의 치료법으로는 자외선 요법과 스테로이드 외용제 등을 사용하는 외용 요법, 피부 이식 등이 있습니다. 단 모든 환자분들이 이러한 치료를 받고 완치되는 것은 아닙니다. 또한, 치료로 인하여 멜라닌 색소를 만드는 세포(멜라노사이토)가 회복되어도 백반 부위의 피부색을 균일한 피부색으로 되돌리는 것은 어렵습니다. 경우에 따라서는 얼룩덜룩해지는 케이스도 있습니다. 또한, 백반이라고 하는 질병은 간지러움이나 통증과 같은 자각증상은 없지만, 미용적인 문제가 커서 정신적 스트레스를 강하게 느끼는 환자분들이 적지 않습니다.

그래서 우리들은 치료를 받고 있거나 앞으로 치료에 들어갈 환자분들의 심리적인 부담을 조금이라도 덜어주기 위하여 백반 부위를 화장으로 커버할 것을 추천한 적이 있습니다. 화장은 근본적인 치료는 아니지만, 환자분들의 퀄리티 오브 라이프(생활과 삶의 질, QOL)를 향상시킨다는 의미에서는 중요한 선택지의 하나라고 생각합니다. 최근의 화장품 중에는 자연스럽게 백반을 커버할 수 있는 상품이 늘고 있습니다. 그다지 화장을 하였다는 느낌이 들지 않고, 자연스럽게 연출할 수 있어서 좋은 평가를 받고 있습니다. 화장으로 커버한 환자분들로부터 심리적인 부담이 줄었다고 하는 높은 평가를 얻었습니다.

화장으로 커버하기를 추천할 때에는 2009년 4월에 상하이에 개설된 시세이도 라이프 퀄리티 뷰티센터를 소개합니다.

중국은 급속도로 경제가 발전하고 있으며, 앞으로는 화장품 사용에 대한 국민 의식도 높아져 화장 테라피에 대한 관심도 높아질 것으로 생각됩니다. 그리고 보다 많은 환자분들에게 화장의 힘으로 고민을 경감할 수 있기를 기대합니다.

CODES(코데스)
마리-오드 토레스 마그다노
Marie-Aude TORRES
MAGUEDANO

프랑스 사례

프랑스의 소시오 에스테틱

프랑스의 의료현장에서는 의사, 간호사, 물리치료사, 심리학자 등 서로 다른 분야의 전문가들이 팀을 꾸려서 치료에 임합니다〈사진 10-2〉. 그중에서 소시오 에스테틱[*1]이라고 불리는 사람들은 팀원으로서 중요한 역할을 담당하고 있으며, 오늘날에는 그 존재가 널리 알려지게 되었습니다.

CODES(코데스 : Cours d'Esthétiqué Prive à Option Humanitaire et Sociale, 인도적, 사회적, 복지적 에스테틱 선택 강좌)는 1978년에 투르 시 투르의과대학병원 내에 설립되어 프랑스에서는 현재 국가인정자격인 소시오 에스테티션 자격을 교부하는 프랑스 유일의 양성기관입니다. CODES의 12주간에 걸친 연수에서는 의사, 심리학자, 보건의료 관계자가 지도를

---

*1 소시오 에스테티션이 하는 소시오 에스테틱(Socio-Esthétique)이란 사회적, 인도적, 복지적 관점으로 정신적, 육체적, 사회적으로 곤란한 분들에 대하여 고도의 의료와 복지 지식 및 경험에 기초하여 이루어지는 에스테틱을 일컫는다. 소시오 에스테틱은 에스테틱 시설에서 고객을 치유하고 격려하여 퀄리티 오브 라이프(생활과 삶의 질, QOL) 향상에 기여함으로써 그 사람이 본래의 자기 자신을 되찾을 수 있도록 지원하는 것을 목적으로 한다.

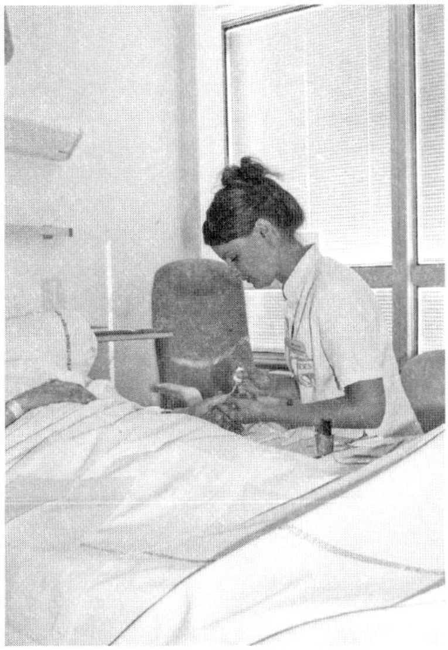

〈그림 10-2〉 병원 시설에서 소시오 에스테틱을 하는 모습

맡아 소시오 에스테티션에게 요구되는 의학적 전문지식을 가진 교수, 실지 연수에서의 지도, 최종 시험에 이르기까지 담당합니다. 또한, 경험이 풍부한 프로 소시오 에스테티션은 실천적인 부분에 대하여 조력합니다.

소시오 에스테티션은 의료팀을 보완하는 스킬을 몸에 익힌 사람으로 인식되어 있습니다. 의료 스태프와는 다른 위치에 있는 그녀들의 터칭이나 히어링은 환자를 병자로 취급하는 것이 아닌, 한 명의 인간으로서 받아들이고 그 존재를 존중하는 것을 의미합니다. 소시오 에스테티션은 육체적 고통(질병, 사고, 외과수술, 노화), 정신적 고통(정신장애, 알코올이나 약물의존증), 그리고 사회적 고통(실업이나 복역)을 지고 있는 약자에 대하여 현장에서 대처할 수 있도록 교육받고 있습니다.

소시오 에스테틱으로 환자의 스트레스를 풀어주다

사회적 약자에 대한 소시오 에스테틱의 효과는 다양합니다.

의료 관계자가 아닌 그녀들에 의한 아름다워지는 것을 목적으로 하는 터칭은 긴장을 풀어주고, 치료 스트레스를 풀어주는 효과가 있습니다. 그리고 효과는 환자의 입원 환경 개선으로 이어지게 됩니다. 소시오 에스테티션에 의한 기분 좋은 오감 자극은 환자로 하여금 잠시라도 현실을 잊게 하고, 팀 내의 의료 관계자들과도 온화한 분위기를 조성합니다. 그리고 소시오 에스테티션은 환자 자신이 정체성을 갖고 낙관적인 감정을 가질 수 있도록 조력합니다. 실제로 자기 자신을 사랑하면 자존감이 높아지고 자신의 존엄성을 유지하게 됩니다.

오늘날에는 다양한 학술적 연구를 통하여 소시오 에스테티션의 유용성이 객관적으로 평가되고 있습니다. 그리고 소시오 에스테티션은 프랑스 전체로 활동 무대를 넓히고 있습니다.

마치며

이 책에서는 '화장의 새로운 힘'의 사례를 소개하였습니다. 예를 들어 고령자에게 화장을 해주었더니 개호자에 대한 의존이 경감되고, 치매 환자의 표정이 밝아지고 웃음이 늘었습니다. 얼굴에 반점, 화상, 백반 등이 있어도 본래의 나 자신을 되찾고 자신감을 회복하여 사람들 앞에 설 수 있게 되었습니다. 또한, 여성으로서 인생을 살아가며 반드시 겪게 되는 여성만의 심신의 트러블에 대한 화장 테라피의 효용을 살펴보았고, 중고년층도 조금만 공을 들이면 더 젊고 멋지게 빛날 수 있다는 것도 알았습니다. 이처럼 화장을 함으로써 마음이 풍요로워지고 때로는 인생까지 확 바뀔 수 있다는 것에 공감하시는지요?

유치원 때에는 어머니가 화장하는 모습이 너무 근사해 보였습니다. 어머니가 집을 비운 틈을 타 화장대 위의 스킨로션을 몰래 발라보고 말로 표현할 수 없을 정도의 행복감을 맛본 것이 저에게는 첫 화장이었습니다. 그러나 어찌된 일인지 어머니에게 금방 들키고 말았고, 얼굴에 바른 것은 스킨로션이 아닌 아세톤이었습니다. 그 후 외모 콤플렉스를 경감시켜 주는 것도, 큰 병에 걸렸을 때 병마와 싸울 기운을 주는 것도, 주름이 생기고 피부가 처져도 더 멋져질 수 있다고 가르쳐준 것도 모두 화장이었습니다. 그래서 더욱 화장에는 여성의 꿈과 동경, 그리고 마음에 작용하여 생활과 삶을 떠받치는 무한의 힘이 있다고 확신하였습니다.

우리가 몸담은 센터에서는 '화장의 힘'에 재빨리 주목하여 화장심리학을 토대로 화장의 근원적 가치인 마음에 대한 작용과 그 파급 효과를 선구적으로 연구하였습니다. 그러나 이 책에서도 알 수 있듯이 효과

검증은 아직 시작 단계이고 '화장의 힘'도 아직 충분히 활용하지 못하고 있습니다. 해외로 눈을 돌려 프랑스에서는 이미 의료 현장뿐 아니라 호스피스와 형무소까지 인간으로서의 존엄성을 유지하고 편안한 마음으로 살 수 있도록 지원하는 소시오 에스테틱이라고 하는 '화장 테라피'가 널리 보급되어 있습니다. 우리는 프랑스를 본받아 전 세계에서 예방 의료, 보완 및 대체 의료, 질병이 완치된 후의 마음을 케어하고 사회로 복귀하는 것에 대한 지원, 간호하는 사람과 간호받는 사람에 대한 케어, 노인 시설이나 호스피스에서의 케어 등 다양한 상황과 현장에서 '화장의 힘', 그중에서도 특히 '화장 테라피'의 보급을 목표로 하고 있습니다.

'화장 테라피'를 보급하기 위해서는 그 효과에 대한 자세하고 명확한 에비던스(과학적 근거)가 필요합니다. '왜 화장이 사람들의 마음을 긍정적으로 바꾸는지, 어떤 메커니즘을 통하여 몸과 마음에 효과를 주는지' 등 많은 물음에 대하여 연구하고, 이론을 구축하는 것이 앞으로의 과제입니다. 향후 한 기업의 벽을 넘어서 산관학(産官學)이 연계하여 화장심리학 연구를 발전시키고, 제도도 정비하여 의료보험을 적용하거나 테라피스트의 국제 자격도 만들어야 합니다. 또한, 화장 테라피 자체가 사회적으로도 널리 인지되어야 합니다. 그것은 임상현장에서의 활동은 말할 것도 없겠지만, 화장은 화장을 하는 본인이 납득하고 주변 사람들이 이해하는 것이 효과의 근본이 되기 때문입니다. 그러나 안타깝게도 우리들만의 활동으로는 충분하지 않습니다. 부디 여러분의 소중한 의견과 실현을 위한 지원을 부탁드리는 바입니다.

시세이도 뷰티솔루션개발센터장 다카스 에미코

인용문헌

■ 1장

[1] 阿部恒之(2002). ストレスと化粧の社会生理心理学　フレグランスジャーナル社

[2] 余語真夫・津田兼六・浜　治世・鈴木ゆかり・互　恵子(1990). 女性の精神的健康に与える化粧の効用　健康心理学研究, 3, 28-32.

[3] 阿部恒之(2001). スキンケアへの期待の変遷と心理学的効果—容貌の演出〜肌の健康〜リラクセーション　大坊郁夫(編) 化粧行動の社会心理学　北大路書房　pp. 148-157.

[4] 阿部恒之(2008). 化粧　二木鋭雄(編) ストレスの健康と科学　共立出版 pp. 189-193.

[5] 宇山侊男・阿部恒之(1998). 化粧療法の概観と展望　フレグランスジャーナル, 26, 1, 97-106.

[6] 土居泰子・中内敏子・矢野保子(1994). 老人病院における化粧の効果　月刊福祉 5 月号, 86-89.

[7] Hama, H., Matsuyama, Y., Fukui, K., Shimizu, H., Nakajima, T., Kon, Y., & Nakamura, K. (1990). A clinical study of using cosmetics for therapy. In B.Wilpert, H.Motoaki & J.Misumi (eds.) General Psychology and Environmental Psychology: Proceedings of the 22nd International Congress of Applied Psychology, 3, New Jersey: Lawlence Erlbaum Associates, pp. 271-272.

[8] Kanzaki, J., Ohshiro, K., & Abe, T. (1998). Effect of corrective make-up training on patients with facial nerve paralysis. Ear, Nose & Throat Journal, 77, 4, 270-274 (passim).

[9] 阿部恒之(2008). 化粧心理学の芽生えから今日まで　フレグランスジャーナル, 36, 5, 108-110.

[10] 鈴木祐子(1997). 心理学通俗講和会の設立　佐藤達哉・溝口元(編) 通史・日本の心理学　北大路書房　pp. 156-160.

[11] 佐藤達哉(2002). 日本における心理学の受容と展開　北大路書房 p. 385.

[12] McKeachie, W. J. (1952). Lipstick as a determiner of first impressions of personality: An experiment for the general psychological course. The Journal of Social Psychology, 36, 241-244.

[13] Hey, H. (1970). Dekorative behandlung beim naevus flammeus. Cosmetologica, 19, 3, 71-76.

[14] 吉田　醇(1981). メイクアップの効用　日本香粧品科学会誌, 5, 2, 137-144.

[15] 互　恵子(1993). ある老人ホームを訪ねて　資生堂ビューティーサイエンス研究所(編) 化粧心理学—化粧と心のサイエンス　フレグランスジャーナル社　pp. 359-364.

[16] Graham, J. A., & Kligman, A. M. (Eds.)(1985). The Psychology of Cosmetic Treatments, New York: Praeger.
グラハム, J.A. & クリグマン, A.M.　早川律子(監訳)(1988). 化粧の心理学　週刊粧業.
[17] 資生堂ビューティーサイエンス研究所(編)　(1993). 化粧心理学―化粧と心のサイエンス　フレグランスジャーナル社
[18] 大坊郁夫・神山　進(編)(1996). 被服と化粧の社会心理学　北大路書房
[19] 大坊郁夫(編)(2001). 化粧行動の社会心理学　北大路書房
[20] 米澤　泉(2008). コスメの時代　勁草書房
[21] 伊波和恵(1999). 高齢者と「化粧療法」研究に関する考察および展望　フレグランスジャーナル, 27, 9, 52-58.

■ 2장

[1] Hosoi, J., Murphy, G. F., Egan, C. L., Lerner, E. A., Grabbe, S., Asahina, A., & Granstein, R. D. (1993). Regulation of Langerhans cell function by nerves containing calcitonin gene-related peptide. Nature, 363, 159-163.
[2] 針谷　毅・平尾哲二・勝山雅子・市川秀之・相原道子・池澤善郎(2000). アトピー性皮膚炎患者における心身の状態と皮膚症状の関連性について　アレルギー, 49, 6, 463-471.
[3] Field, T., Schanberg, S., Kuhn, C., Field, T., Fierro, K., Henteleff, T., Mueller, C., Yando, R., Shaw, S., & Burman, I. (1998). Bulimic adolescents benefit from massage therapy. Adolescence, 33, 131, 555-563.
[4] Meek, S. S. (1993). Effect of slow back massage on relaxation in hospice clients. Image: Journal of nursing scholarship, 25, 1, 17-21.
[5] 細井純一・井上かおり・庄司　健・谷田正弘・土屋　徹・津久井一平・土師信一郎・福井　寛・福本正勝・堀井和泉・三浦靖彦(2002). 香りのストレス緩和効果の血中および唾液中コルチゾールを指標とした評価　自律神経, 39, 3, 260-264.
[6] 傳田光洋・谷田正弘・庄司　健・土屋　徹(2000). 香料の刺激は皮膚バリアーの恒常性維持機構に影響を及ぼす　自律神経, 37, 3, 419-424.

■ 4장

1. 갱년기 증상

[1] 大蔵健善(2007). 脳機能とHRT The Journal of the Japan Menopause Society, 15, 1, 103-109.
[2] 互　恵子・竹永和子(1997). 更年期症状に及ぼす心理・社会的要因と美容悩みの関連　The Journal of the Japan Menopause Society, 5, Supplement, 78.
[3] 落合信彦・矢野喜一郎・伝田澄美子・圷　信子・矢内基裕・島谷庸一・高須

恵美子・河野善行(2000). 更年期前後における皮膚状態の変化とHRTの効果について The Journal of the Japan Menopause Society, 8, 1, 33-40.

[4] 今西二郎(2007). 更年期女性におけるクリニカル・アロマテラピー The Journal of the Japan Menopause Society, 15, 1, 59-68.

[5] Stringer, J., Swindell, R., & Dennis, M. (2008). Massage in patients undergoing intensive chemotherapy reduces serum cortisol and prolactin. Psycho-Oncology, 17, 1024-1031.

[6] Brownlee, S., & Dattilo, J. (2002). Therapeutic massage as a therapeutic recreation facilitation technique. Therapeutic Recreation Journal, 36, 4, 369-381.

[7] 白土真紀・互 恵子・佐々木純一(1998). エステティック施術が更年期症状に及ぼす効果 The Journal of the Japan Menopause Society, 6, Supplement, 110.

[8] 白土真紀・互 恵子・佐々木純一(1997). 運動が更年期症状に及ぼす効果—12週間更年期運動プログラムの効果検証 The Journal of the Japan Menopause Society, 5, Supplement, 80.

[9] Slaven, L., & Lee, C. (1997). Mood and symptom reporting among middle-aged women relationship between menopausal status, hormone replacement therapy, and exercise participation. Health psychology, 16, 203-208.

[10] Ueda, M. (2004). A 12-week structured education and exercise program improved climacteric symptoms in middle-aged women. Journal of physiological anthropology and applied human science, 23, 143-148.

[11] 稲水 惇(2005). 生活習慣病と運動 The Journal of the Japan Menopause Society, 13, 1, 85-92.

[12] 岡本祐子(1997). 中年からのアイデンティティ発達の心理学—成人期・老年期の心の発達と共に生きることの意味— ナカニシヤ出版

2. 우울

[13] 互 恵子(2007). 中年軽うつ女性へのメーク・アプローチによる気持ちの向上効果 日本更年期医学会雑誌, 第22回学術集会プログラム・要旨集, 15, 129.

[14] 宇野晶子(2008). 自分らしさの演出をメーキャップがお手伝い 村澤博人(編) メイクセラピーガイド フレグランスジャーナル社 pp. 56-62.

[15] 髙野ルリ子・互 恵子(2009). 化粧で開かれる扉—化粧の効果とその関与要因および作業療法との接点— 作業療法ジャーナル, 43, 1, 32-36.

[16] 伊波和恵(2006). 化粧療法—情動活性化の一手段として— 学術フロンティアプロジェクト研究シリーズ, 15, 対人援助のための「人間環境デザイン」に関する総合研究プロジェクト, 68-86.

[17] Tomkins, S. (1962). Affect Imagery, and Consciousness. 1, The Positive Affects, New York

[18] 余語真夫(1993). メーキャップと感情表出—表情フィードバック仮説から

― 資生堂ビューティーサイエンス研究所(編) 化粧心理学 フレグランスジャーナル社 pp. 134-143.
[19] 菅原 健(1993). メーキャップとアイデンティティー 資生堂ビューティーサイエンス研究所(編) 化粧心理学 フレグランスジャーナル社 pp. 155-160.
[20] Komori, T., Fujiwara, R., Tanida, M., Nomura, J., & Yokoyama, M. M. (1995). Effects of citrus fragrance on immune function and depressive states. Neuroimmunomodulation, 2, 174-180.
[21] 山口 浩(1993). 香りと2刺激間心拍変動 資生堂ビューティーサイエンス研究所(編) 化粧心理学 フレグランスジャーナル社 pp. 209-220.

3. 치매

[22] 柴田 博(1993). 人口高齢化の論理 柴田 博・芳賀 博・長田久雄・古谷野 亘(編) 老年学入門―学際的アプローチ― 川島書店 pp. 11-20.
[23] 本間 昭(2001). アルツハイマー型痴呆の治療とその実際 老年精神医学会(監修) アルツハイマー型痴呆診断・治療マニュアル制作委員会(編) アルツハイマー型痴呆の診断・治療マニュアル ワールドプランニング
[24] 伊波和恵・西田真弓・浜 治世(1998). 高齢女性における化粧を用いた情動活性化の試み―過去の化粧習慣と化粧プログラムに見られる参加継続性との関連― 文京女子大学紀要(人間学部), 2, 81-92.

4. 출산 전후의 우울증

[25] 吉田敬子(訳)(2004). 出産前の母親のストレスや不安が子どもに与える長期的影響 臨床精神医学, 33, 8, 983-994. (Glover, V. & O' Connor, T.G. Long term effects of antenatal maternal stress and anxiety on the child.)
[26] 日本女性心身医学会(編)(2006). 女性心身医学 永井書店
[27] Murray, L., & Cooper, P. J. (1997). Postpartum depression and child development. Psychological Medicine, 27, 253-260.
[28] 河野美佳・河井枝里子・得松奈月・白土真紀・根岸茜子・関 ゆり・小松佐紀・中林正雄(2007). 入院中に実施する美容ケアの効果(1)―妊婦を対象として― 母性衛生, 48, 3, 102.
[29] Field, T., Diego, M., Hernandez-Reif, M., Schanberg, S., & Kuhn, C. (2004). Massage therapy effects on depressed pregnant women. Journal Phychosomatic Obstetrics and Gynecology, 25, 2, 115-122.
[30] 岡野禎治・野村純一・越川法子・土居通哉・辰沼利彦(1991). Maternity Blues と産後のうつ病の比較文化的研究 精神医学, 33, 1051-1058.
[31] 花沢成一(1992). 母性心理学 医学書院
[32] 白土真紀・根岸茜子・関 ゆり・河野美佳・河井枝里子・得松奈月・小松佐紀・中林正雄(2007). 入院中に実施する美容ケアの効果(2)―褥婦を対象として― 母性衛生, 48, 3, 119.

5. 백반증, 반점, 상처

[33] 坪井良治・提橋義則(2007). 白斑に対する医療と美容からのアプローチ 臨床皮膚科, 61, 5 (別冊), 79-82.

[34] 坪井良治・伊藤正俊・伊藤裕喜・田崎美弥子・大城喜美子・青木和香恵・八木克彦・小川克基・伊藤 明・提橋義則(2006). 白斑患者に対するメーキャップ化粧品の有用性の検討—色素脱失を主訴とする患者のQOL向上をめざして 皮膚の科学, 5, 72-80.

6. 민감성 피부, 아토피성 피부염

[35] 相原道子・石和万美子・針谷 毅・池澤善郎(2004). 鎮静系香料曝露により皮疹の改善を試みたアトピー性皮膚炎患者の4例 心身医学, 44, 1, 41-49.

[36] 針谷 毅・平尾哲二・勝山雅子・市川秀之・相原道子・池澤善郎(2000). アトピー性皮膚炎患者における心身の状態と皮膚症状の関連性について アレルギー, 49, 6, 463-471.

[37] 相原道子・針谷 毅・市川秀之・池澤善郎(2000). 心理状態の変化に伴って皮疹の著しい変化をみたアトピー性皮膚炎の1例—心理テスト結果およびNatural Killer細胞活性の変動について— アレルギー, 49, 6, 487-494.

[38] 市川秀之・針谷 毅(2002). 敏感肌の皮膚特性とストレスの関与について フレグランスジャーナル, 30, 10, 43-48.

[39] 針谷 毅・小林雄輔・相原道子・石和万美子・柴田道男・市川秀之・池澤善郎(2002). アトピー性皮膚炎患者に対する鎮静系香料曝露が及ぼす影響について アレルギー, 51, 11, 1113-1122.

[40] 有川順子・羽柴早由里・大城喜美子・川島 眞(2003). メイクアップがアトピー性皮膚炎女性患者のQOLに与える影響について 臨床皮膚科, 57, 3, 224-230.

7. 여드름

[41] Toyoda, M., & Motohashi, M. (2001). Pathogenesis of acne. Medical Electron Microscopy, 34, 29-40.

[42] Tanida, M., Katsuyama, M., & Sakatani, K. (2007). Relation between mental stress-induced prefrontal cortex activity and skin conditions: a near infrared spectroscopy study. Brain Research, 1184, 210-216.

[43] 高橋元彦・丹 美香・木村知史・池野 宏(2008). ニキビ患者および健常人における白血球分画、酸化指標、ストレス度に関する研究 日本化粧品技術者会誌, 42, 1, 22-29.

[44] Mallon, E., Newton, J. N., Klassen, A., Stewart-Brown, S.L., Ryan, T. J., & Finlay, A. Y. (1999). The quality of life in acne: a comparison with general medical conditions using generic questionnaires. British Journal of Dermatology , 140, 4, 672-676.

[45] 谷岡未樹・相場節也・菊地克子・石川 治・永井弥生・照井 正・清水秀直・伊藤正俊・関東裕美・松永佳世子・矢上晶子・片山一朗・乾 重樹・石井正光・小林裕美・加藤敦子・古江増隆、吹譯紀子・今山修平・鈴木裕美子・宮地良樹(2008). 尋常性痤瘡患者を対象とした痤瘡用化粧品(医薬部外品)の使用試験 皮膚の科学, 7, 3, 354-363.

[46] 松岡由恵・高井郁美・定平知江子・勝浦純子・森上徹也・米田耕造・窪田泰夫 (2006). ニキビ患者への化粧指導—患者QOLに及ぼす影響— Visual Dermatology, 5, 5, 448-452.

[47] Hayashi, N., Imori, M., Yanagisawa, M., Seto, Y., Nagata, O., & Kawashima, M. (2005). Make-up improves the quality of life of acne patients without aggravating acne eruptions during treatments. European Journal of Dermatology, 15, 4, 284-287.

[48] 栃尾 巧・森地恵理子・広瀬 統・中田 悟・久世淳子(2008). メイクアップは精神的ストレスによる活性酸素消去酵素の活性低下を抑制する 日本化粧品技術者会誌, 42, 2, 121-127.

8. 월경전증후군

[49] Moos, R. H. (1968). The development of a menstrual distress questionnaire. Psychosomatic Medicine, 30, 853-869.

[50] 秋山昭代・茅島江子(1979). MDT (Mirroe Drawing Test)からみた性周期の心身に及ぼす影響について 四大学看護学研究会, 2, 61-66.

[51] Altemus, M., Redwine, L., Leong, Y., M., oshikawa, T., Yehuda, R., Detera-Wadleigh, S., & Murphy, D. L. (1997). Reduced sensitivity to glucocorticoid feedback and reduced glucocorticoid receptor mRNA expression in the luteal phase of the menstrual cycle. Neuropsychopharmacology, 17, 2, 100-109.

[52] Rabin, D. S., Schmidt, P. J., Campbell, G., Gold, P. W., Jensvold, M., Rubinow, D. R., & Chrousos, G. P. (1990). Hypothalamic-pituitary-adrenal function in patients with the premenstrual syndrome. Journal

of Clinical Endocrinology and Metabolism, 71, 5, 1158-1162.

[53] Parry, B. L., Hauger, R., Le Veau, B., Mostofi, N., Cover, H., Clopton, P., & Gillin, J. C., (1996). Circadian rhythms of prolactin and thyroid-stimulating hormone during the menstrual cycle and early versus late sleep deprivation in premenstrual dysphoric disorder, Psychiatry Research, 62, 147-160.

[54] Parry, B. L., Gerner, R. H., Wilkins, J. N., Halaris, A. E., Carlson, H. E., Hershman, J. M., Linnoila, M., Merrill, J., Gold, P. W., Gracely, R., Aloi, J., & Neuton, R. (1991). CSF and endocrine studies of premenstrual syndrome, Neuropsychopharmacology, 5, 2, 127-137.

[55] 馬島季麿 (1981). 思春期における月経困難症―その心身医学的要因 産婦人科の世界, 33, 1171-1176.

[56] 合津陽子・森山未央・坂井圭子・土師信一郎(2008). HPA系に作用する香りを用いた月経前心身不調の改善, Journal of Japanese Society of Psychosomatic Obstetrics and Gynecology, 13, 41.

9. 비만

[57] 針谷 毅(2003). 香りによる脂肪細胞機能制御の可能性 Aroma Research, 4, 1, 72-78.

[58] Haze, S., & Sakai, K. (2002). Effects of fragrance inhalation on sympathetic activity in normal adults. Japan Journal Pharmacolgy, 90, 247-253.

[59] Niijima, A., & Nagai, K. (2003). Effect of olfactory stimulation with flavor of grapefruit oil and lemon oil on the activity of sympathetic branch in the white adipose tissue of the epididymis. Experimental Biology Medicine (Maywood), 228, 10, 1190-1192.

[60] 永井克也(2005). 匂い刺激のエネルギー代謝に対する影響とその機構―グレープフルーツとラベンダーの芳香の効果 肥満研究, 11, 2, 206-208.

[61] 白土真紀(2007). ダイエットサポートサプリメント摂取と食事、運動指導を組み合わせたプログラムの有効性 Japanese Journal of Physical Fitness and Sports Medicine, 56, 6, 782.

10. 수면장애

[62] NHK放送文化研究所(2005). NHK国民生活時間調査報告書

[63] Soldatos, C. R., Dikeos, D. G., & Paparriqopoulos, T. J. (2000). Athens insomnia scale: validation of an instrument based on ICD-10 criteria. Journal Psychosomatic Research, 48, 6, 555-560.

[64] Liao, W. C. (2002). Effects of passive body heating on body temperature and sleep regulation in the eldrly : systematic review. International Journal of Nursing studies, 39, 803-810.

[65] 互 恵子(2007). 中年軽うつ女性へのメーク・アプローチによる気持ちの向上効果 日本更年期医学会雑誌, 第22回学術集会プログラム・要旨集15,

supplement, 129.
[66] 山本由華吏・白川修一郎・永嶋義直・大須弘之・東條 聡・鈴木めぐみ・矢田幸博・鈴木敏幸(2003). 香気成分セドロールが睡眠に及ぼす影響 日本生理人類学会誌, 8, 2, 69-73.

■ 5장

[1] 稲村博雄・甲州秀治・川口和浩・阿部靖弘・青柳 優・天野聡(2004). 顔面神経及び顔面筋の加齢変化についての検討(第一報) Facial Nerve Research Japan, 24, 40-42.
[2] Malatesta, C. Z., Fiore, M. J., & Messina, J. J. (1987). Affect, personality, and facial expressive characteristics of older people, Psychology and Aging, 2, 1, 64-69.
[3] 互 恵子・髙野ルリ子・菊地久美子・大坪充恵(2008). 中高年女性における肌の印象評価と表情の関連, 日本心理学会第72回大会発表論文集, 698.
[4] 白土真紀(1997). 心豊かに体を健やかにするエクササイズ. 資生堂(編) 美しく年を重ねるヒントⅢ 求龍堂 pp. 251-255.
[5] 飯干 明(2006). 高齢者の歩行姿勢. 体育の科学, 56, 10, 791-796.
[6] 鈴木隆雄・權珍 嬉(2006). 日本人高齢者における身体機能の縦断的・横断的変化に関する研究—高齢者は若返っているか? 厚生の指標, 53, 4, 1-10.
[7] 植野 満(2001). 若年層に増えている姿勢異常 健康教室, 52, 1, 54-57.
[8] 白土真紀・小田伸午(2008). 女性における姿形と、体型、姿勢、動作の関係 体力科学, 57, 6, 780.

■ 6장

[1] ビートたけし(1994). 顔面麻痺 太田出版
[2] 松本 学(2008). Visible Differenceにまつわる心理的問題—その発達的理解と支援— 心理学研究, 79, 66-67.
[3] Changing Faces (2007). Facts and Figure. < http://www.changingfaces.org.uk/show/feature/Facts-and-figures> (2009年4月28日)
[4] 南雲直二(2002). 社会受容—障害受容の本質— 荘道社
[5] 松本 学(2009). 口唇裂口蓋裂者の自己の意味づけの特徴 発達心理学研究, 20, 234-242.
[6] Van Loey, N. E., Maas, C. J., Faber, A. W., & Taal, L. A. (2003). Predictors of chronic posttraumatic stress symptoms following burn injury: results of a longitudinal study. Journal of Traumatic Stress, 16, 361-369.
[7] Munro, I. (1995). A description of craniofacial anomalies: The mechanism and rationale of surgery. In R. Eder (Ed.), Craniofacial anomalies: Psychological perspectives, New York: Springer-Verlag. pp.3-21.
[8] 阿部恒之・神崎 仁・大城喜美子(2000). 顔面神経麻痺患者へのメーキャップ

Journal of Otolaryngology, 16, 450-454.

[9] Lebrecht, S., Pierce, L., Tarr, M. J., & Tanaka, J. W. (2009). Perceptual other-race training reduces implicit racial bias. Public Library of Science ONE, 4, 1-7.

[10] Rumsey, N., Bull, R., & Gahagan, D. (1982). The effect of facial disfigurement on the proxemic behavior of the general public. Journal of Applied Social Psychology, 12, 137-150.

■ 7장

[1] 酒谷 薫(2009). 脳は鍛えるな！―海馬を元気にする食事と運動―講談社＋α新書

[2] Fuchs, E., Flugge, G., & Czeh, B. (2006). Remodeling of neuronal networks by stress. Front Bioscience, 11, 2746-2758.

[3] Habib, K.E., Gold, P.W., & Chrousos, G.P. (2001). Neuroendocrinology of stress. Neuroendocrinology, 30, 695-727.

[4] Tsigos, C., & Chrousos, G. P. (2002). Hypothalamic-pituitray-adrenal axis, neuroendocrine factors and stress. Journal of Psychosomatic Research, 53, 865-871.

[5] Buijs, R. M., & Van Eden, C. G. (2000). The integration of stress by the hypothalamus, amygdale and prefrontal cortex: balance between the autonomic nervous system and the neuroendocrine system. Progress in Brain Research, 126, 117-132.

[6] Tanida, M., Katsuyama, M., & Sakatani, K. (2007). Relation between mental stress-induced prefrontal cortex activity and skin conditions: a near infrared spectroscopy study. Cognitive Brain Research, 1184, 210-216.

[7] Tanida, M., Katsuyama, M., & Sakatani, K. (2008). Effects of fragrance administration on stress-induced prefrontal cortex activity and sebum secretion in the facial skin. Neuroscience Letters, 432, 157-161.

[8] Tanida, M., Sakatani, K., Takano, R., & Tagai, K. (2004). Relation between asymmetry of prefrontal cortex activities and the autonomic nervous system during a mental arithmetic task: Near infrared spectroscopy study. Neuroscience Letters, 369, 69-74.

[9] 酒谷 薫・片山容一(2003). NIRSトポグラフィーによる脳機能イメージング 脳神経外科, 31, 1139-1146.

[10] 酒谷 薫・片山容一(2004). 第3章 神経機能のマッピングとモニタリングF. functional MRI 近赤外分光法 脳神経外科学大系 中山書店 pp.125-130.

[11] 森 理(2006). 第26章 毛髪，毛包脂腺系の疾患. 皮膚科学 片山一朗・土田哲也・橋本隆・古江増隆・渡辺晋一(編者)文光堂 p. 628.

[12] Rovesti, P. (1973). Colombo E: Aromatherapy and aerosols. In: Soap, Perfume and Cosmetics, 46. London. pp.475-477.

[13] Shibata, H., Fujiwara, R., & Iwamoto, M. (1991). Immunological and behavioral effects of fragrance in mice. The International Journal of Neuroscience, 57, 151-159.

[14] Hosoi, J., Tanida, M., & Tsuchiya, T. (2003). Regulation of plasma substance P and skin mast cells by odorants. Journal Cutaneous Medical Surgery, 7, 287-291.

[15] Atsumi, T., & Tonosaki, K. (2007). Smelling lavender and rosemary increases free radical scavenging activity and decreases cortisol level in saliva. Psychiatry Research, 150, 89-96.

[16] Tanapat, P., Hastings, N.B., Rydel, T.A., Galea, L.A., & Gould, E. (2001). Exposure to fox odor inhibits cell proliferation in the hippocampus of adult rats via an adrenal hormone-dependent mechanism. The Journal of Comparative Neurology, 437, 496-504.

■ 8장

[1] 服部英子(2008).「『治すために隠す工夫』の実際—なにを使うか、どう使うかの検証」, 第26回日本美容皮膚科学会総会・学術大会 講演記録 pp.18-29.

[2] 川添裕子(2004).「『普通』を望む人たち—日韓比較から見る日本の美容外科医療」 近藤英俊・浮ヶ谷幸代(編)『現代医療の民族史』 明石書店

[3] Barankin, B., & DeKoven, J. (2002). Psychosocial effect of common skin diseases. Canadian family physician, 48, 712-717.

[4] Hayashi, N., Higaki, Y., Kawamoto, K ., Kamo T., Shimizu, S., & Kawashima, M. (2004). A cross-sectional analysis of quality of life in Japanese acne patients using the Japanese version of Skindex-16. Journal of dermatology, 31, 971-976.

[5] 平尾直靖(2008). メンタルヘルスケアにおける美容と化粧の役割 秋山庸子・西嶋茂宏(監修) 化粧品の使用感評価法と製品展開 シーエムシー出版 pp.311-320.

참고문헌

■ 3장

石田かおり(2009). 化粧と人間　法政大学出版局

石田かおり(1995). おしゃれの哲学　理想社

石田かおり(2003). アイデンティティの化粧　横田尚美(編) ファッションを考える　丸善　pp.93-115.

鷲田清一(1998). 顔の現象学　講談社

鷲田清一(1998). 悲鳴をあげる身体　PHP研究所

■ 4장

日本更年期医学会(編)(2008). 更年期医療ガイドブック　金原出版

筒井末春(1982). 仮面デプレッションのすべて　株式会社新興医学出版社

加藤正明他(編)(1985). 増補版　精神医学事典　株式会社弘文堂

「健やか親子21」公式ホームページ　http://rhino.med.yamanashi.ac.jp/sukoyaka/

久米美代子・飯島治之(編)(2007). ウーマンズヘルス　女性のライフステージとヘルスケア　医師薬出版株式会社

池下育子(2000). PMS (月経前症候群)と女性のからだ　同文書院

井上昌次郎(編)(2002). 快眠の科学　朝倉書店

神山 潤(2003). 睡眠の生理と臨床　診断と治療社

小林　保(編)(2003). 睡眠のしくみ　ナツメ社

太田龍朗・大川匡子・塩澤全司(編)(1999). 臨床睡眠医学　朝倉書店

千葉　茂・本間研一(編)(2003). サーカディアンリズム睡眠障害の臨床　新興医学出版

渋井佳代(2005). 女性の睡眠とホルモン バイオメカニズム学会誌, 29, 4, 205-209.

Soldatos, C. R., Dikeos, D. G., & Paparrigopoulos, T. J. (2000). Athens Insomnia Scale : validation of an instrument based on ICD-10 criteria. Journal of psychosomatic research, 48, 6, 555-560.

内山　真(2008). 睡眠の悩み　NHKテレビテキスト　241, 51-61.

■ 8장

メディカルリンクインターナショナル(編)(2001). 最新美容医療ガイド　現代書林

宮地良樹・松永佳代子・古川福実・宇津木龍一(編)(2005). 美容皮膚科学　南山堂

宮地良樹・長沼雅子(編)(2005). 化粧品・外用薬研究者のための皮膚科学　文光堂

집필자 일람

1장

아베 쓰네유키	도호쿠대학교 대학원 문학연구과 심리학강좌 준교수

2장

아쿠쓰 노부코	(주)시세이도 리서치센터 신성장영역연구개발센터

3장

이시다 가오리	(주)시세이도 뷰티솔루션개발센터
	고마자와여자대학교 인문학부 인간관계학과 준교수

4장

다가이 게이코	(주)시세이도 뷰티솔루션개발센터
다카노 루리코	(주)시세이도 뷰티솔루션개발센터
이나미 가즈에	도쿄후지대학교 경영학부 비즈니스심리학과 준교수 임상심리사
시라토 마키	(주)시세이도 뷰티솔루션개발센터
사게하시 요시노리	(주)시세이도 고객 · 사회릴레이션부
하리야 다케시	(주)시세이도 리서치센터 신성장영역연구개발센터
가와이 에리코	(주)시세이도 리서치센터 스킨케어연구개발센터
고즈 요코	(주)시세이도 리서치센터 화장품소재연구개발센터
나카노 미쓰코	(주)시세이도 리서치센터 스킨케어연구개발센터
하제 신이치로	(주)시세이도 리서치센터 화장품소재연구개발센터

5장

이나가키 가즈마사	(주)시세이도 경영기획부 시장정보실
오쓰보 미쓰에	(주)시세이도 리서치센터 스킨케어연구개발센터
니시지마 에쓰	(주)시세이도 뷰티솔루션개발센터 뷰티톱스페셜리스트
우에다 미에코	(주)시세이도 뷰티솔루션개발센터 뷰티크리에이션연구부
오우치 다카야	(주)시세이도 뷰티솔루션개발센터 뷰티크리에이션연구부

혼다 에미코	(주)시세이도 리서치센터 식품연구개발센터
도키다 레이코	(주)시세이도 뷰티솔루션개발센터

6장

마쓰모토 마나부	교아이가쿠엔 마에바시 국제대학교 국제사회학부 국제사회학과 전임강사

7장

사카타니 가오루	니혼대학교 의학부 뇌신경외과학강좌 교수
다니다 마사히로	(주)시세이도 리서치센터 신성장영역연구개발센터

8장

핫토리 히데코	미나미아오야마 피부과 스킨나비클리닉 원장

9장

쓰카다 히로유키	A.C. E. 뷰티사이언스연구소 대표
가와구치 가쓰히로	(주)시세이도 전문점부

10장

아오키 데루코	(주)시세이도 고객 · 사회릴레이션부
데이시 추우	상하이푸단대학 부속 화산병원 주임

Marie-Aude TORRES MAGUEDANO(마리-오드 토레스 마그다노) CODES 디렉터

Make-Up Therapy

화장 테라피

초판 1쇄 인쇄	2013년 1월 8일
초판 1쇄 발행	2013년 1월 14일
지은이	시세이도 뷰티솔루션개발센터 편
옮긴이	김주덕 · 임효정
펴낸곳	光文閣
펴낸이	박정태
출판등록	1991. 5. 31 제12-484호
주소	경기도 파주시 문발동 파주출판문화도시 500-8 광문각 B/D 4F
전화(代)	031)955-8787
팩스	031)955-3730
E-mail	kwangmk7@hanmail.net
홈페이지	www.kwangmoonkag.co.kr
ISBN	978-89-7093-708-3 03180
정가	14,000원

KSPA 한국과학기술출판협회회원